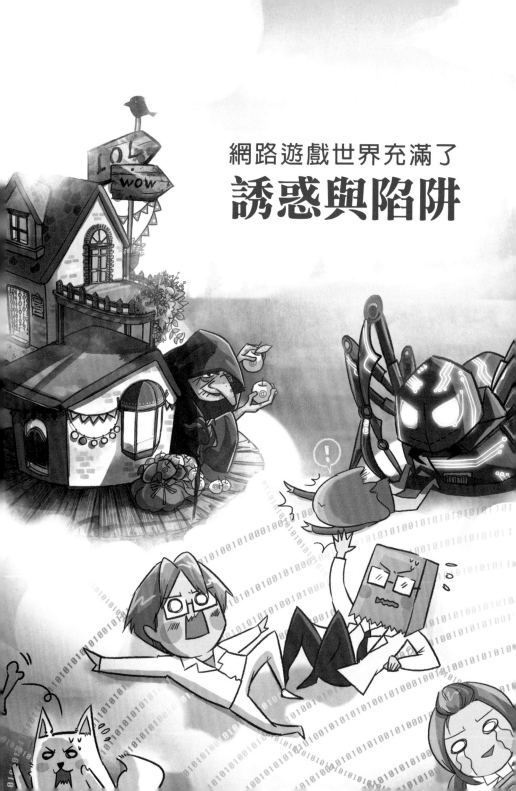

網路遊戲世界充滿了
誘惑與陷阱

向全國堅守崗位的醫護同仁致意

你們辛苦了

這本書花費多年的時間撰寫完成

希望本書能讓大家更了解網路成癮和電玩成癮

進而減少它們對民眾身心所造成的危害

此書能完成要感謝

各位師長、同仁、親朋好友和我的家人

謝謝你們一路來的指導、支持與鼓勵

目　　錄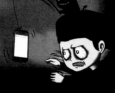

網開醫面

網路成癮　遊戲成癮　手機成癮

目　　錄

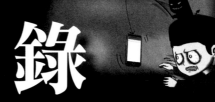

網開醫面

網路成癮　遊戲成癮　手機成癮

網路遊戲成癮

網路不當使用

網路遊戲如何讓人成癮

如何改善網路成癮

目　　錄

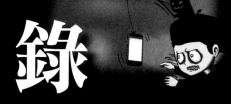

網開醫面
網路成癮　遊戲成癮　手機成癮

目　　錄

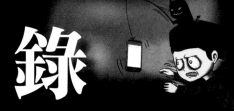

網開醫面

網路成癮　遊戲成癮　手機成癮

推薦序 – 黃榮村

所有人都應該閱讀的一本好書

　　隨著社會變遷，人們的生活壓力與日俱增，部分民眾會利用網路或電玩來紓解壓力，但少數人因此「上癮」而影響到身心健康。民眾過去鮮少有機會接受這方面的知識和衛教。現在，很高興能看到這本書問世。

　　子堯是中國醫藥大學畢業的優秀校友，不僅品學兼優，也是該屆醫學系模範生，後來更當選全國十大傑出青年，其於行醫濟世之餘仍筆耕不輟，和謝詠基醫師一起撰寫了這本《網開醫面》，書中對於網路成癮作了專業又易懂的詳細說明，希望本書能讓民眾了解相關知識，也知道如何改善或尋求專業協助。我經常會想到以前與一些有志於精神醫學發展的朋友一起討論研究，他們都是一群聰明又用心的醫生與教授，時至今日還在發揮影響力。現在又看到有年輕一代的醫生積極投入，心情愉快，故樂為之序。

前教育部部長
前中國醫藥大學校長
神經認知科學研究所教授

黃榮村

2017 年 04 月

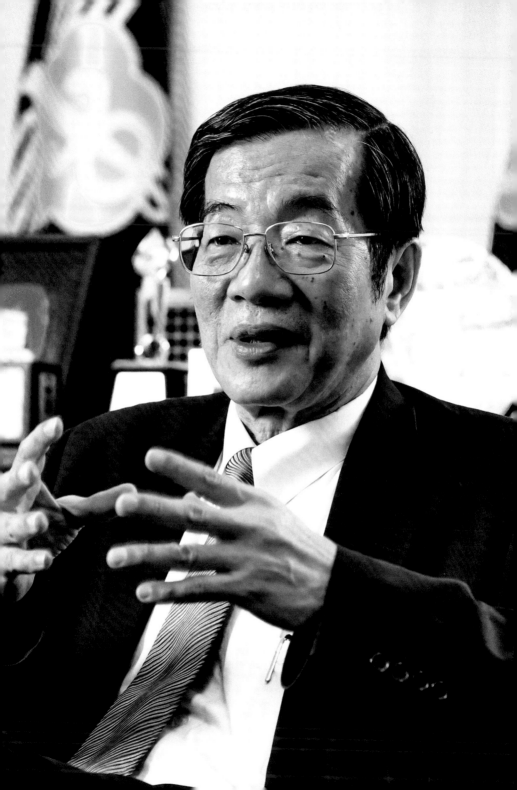

推薦序－陳快樂

用美好快樂的生活充滿每一天

　　網路成癮、手機成癮或遊戲成癮，都是當今社會的重大問題，它們不僅會戕害個人身心，也對公共安全與治安危害甚鉅。但市面上關於這類的醫學書籍並不多，有的過於學術化令人難以了解其中的知識，有的過於白話文又失去科學學術的客觀性，如今很高興能看到林子堯和謝詠基兩位精神科專科醫師，費時多年為台灣社會寫了這樣的一本書。

　　林醫師擔任桃園療養院醫師期間表現優異、醫德與醫術眾人有口皆碑，其利用行醫繁忙之空暇時間，將臨床經驗與知識統整成冊，內容精簡扼要、深入淺出，無疑為醫學領域多敞開了一扇大門、多立了一座燈塔，希望能藉此衛教民眾，進而減少網路成癮的危害，值得嘉許與鼓勵，也期許大家能用美好快樂的生活，充實每一天。

前衛生福利部心口司司長
前桃園療養院院長
精神健康基金會桃園分會會長

陳快樂

2017 年 04 月

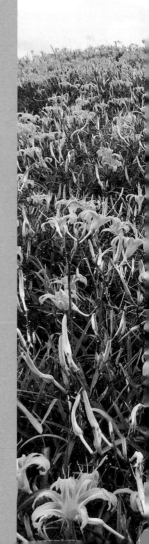

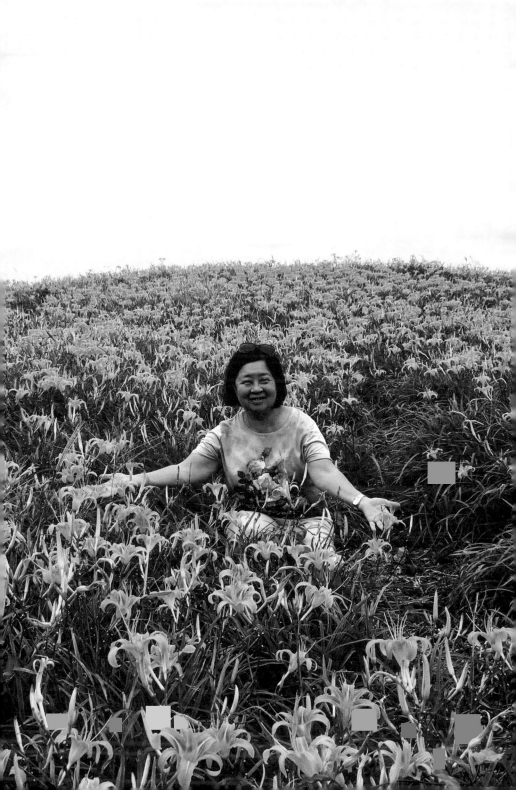

作者序－謝詠基

用心聆聽自我內心深處聲音

我在診間治療病患時，有些民眾告訴我，當他傷心難過的時候，好像只有酒陪著他，只有酒了解他，也唯有喝酒讓他感覺放鬆沒煩惱，酒對他而言，不再只是酒這麼簡單而已；酒對他而言，已是「亦師亦友」。每個人都有自己的方式去調適身心，然而當這方式過度擴大到影響生活和人際關係，甚至對健康有害時，就可能已變成成癮行為。此時我們要回頭問自己，當我們從事這樣的行為時，我們內心深處的聲音和感覺是如何？

近年來網路盛行，人們花在網路上的時間越來越多，不論是社交軟體或是網路遊戲，這樣的狀況也讓有些個案覺得在網路中的世界比真實世界更真實，投入越來越多的精力在網路中而忘記了真實世界的生活，林子堯醫師在多年前邀請我一同創作這本《網開醫面》書籍，也希望這本書能讓更多人找到網路世界和真實世界的平衡，讓大家擁有自己想要的幸福生活。

高雄市立凱旋醫院精神科醫師
台灣成癮科學學會專科醫師

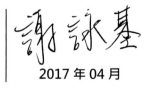

2017 年 04 月

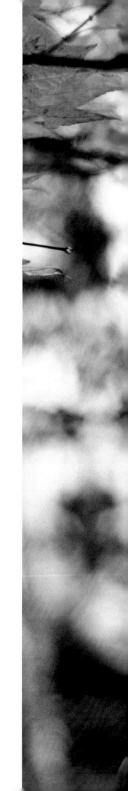

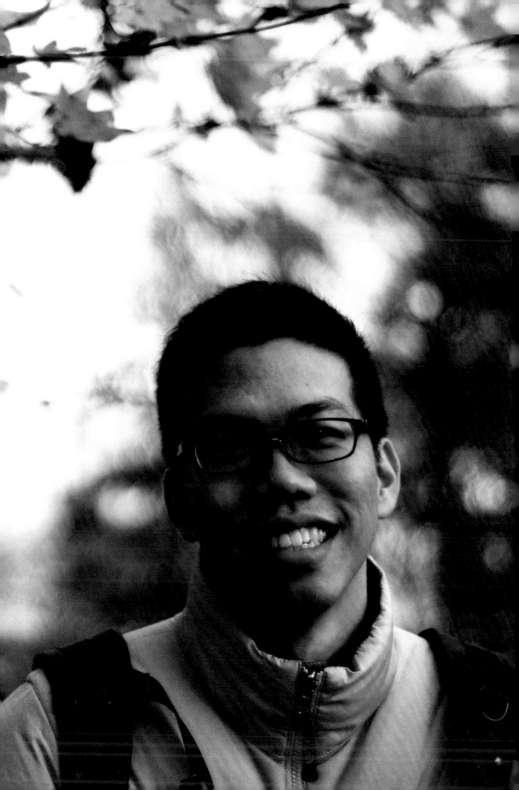

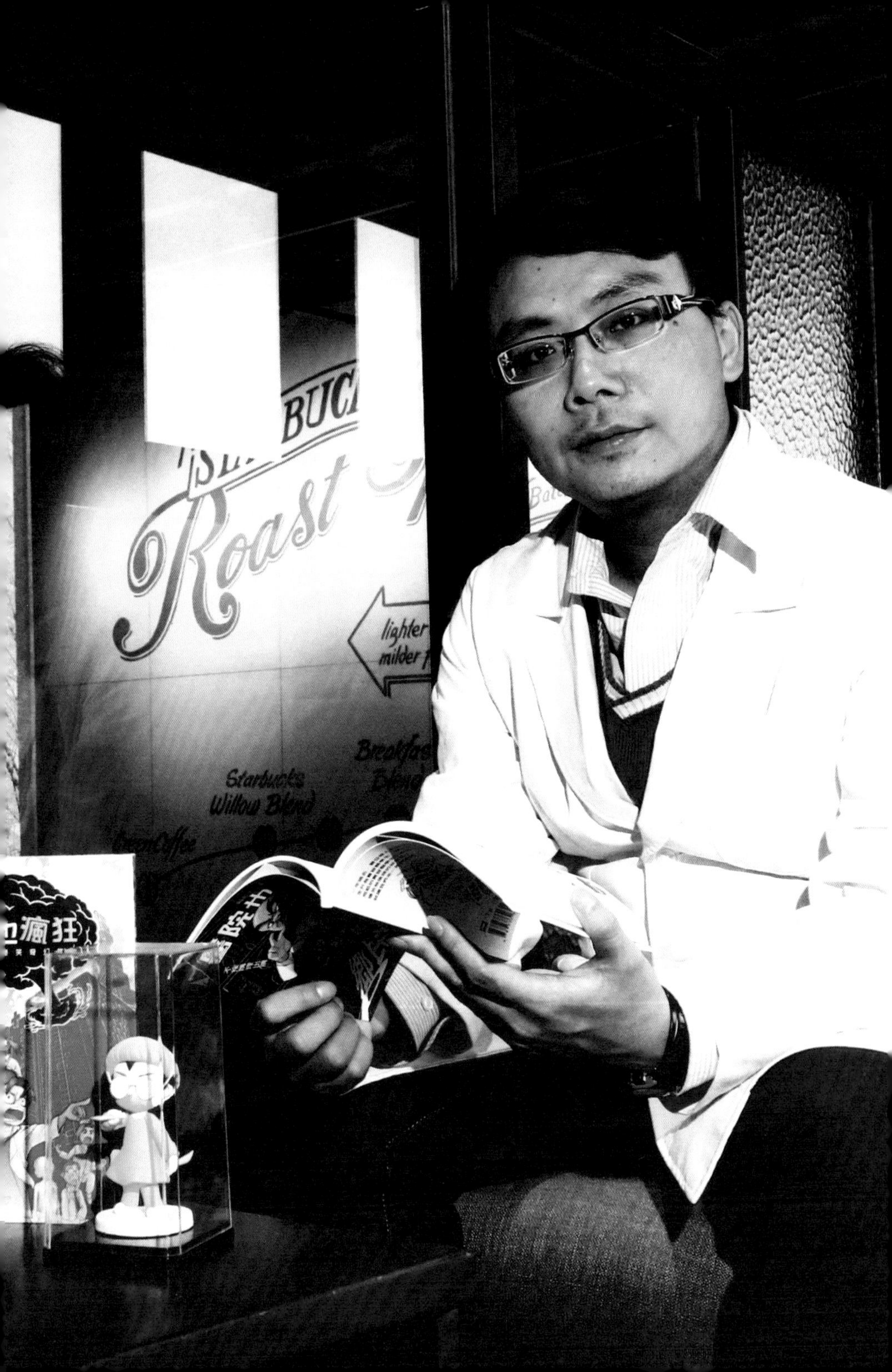
BUCK
Roast
lighter
milder
Starbucks
Willow Blend
瘋狂

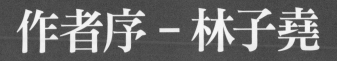

作者序 - 林子堯

親身經歷、感同身受的心路歷程

　　網路是當今無所不在的便利科技，但水能載舟、亦能覆舟，有部分民眾在茫茫「網海」中迷失方向，導致生活、課業或職場受到很大的不良影響。我在當醫師之前，也是一位電玩成癮的「病患」，各種電玩遊戲幾乎都玩過，而且很入迷，我曾連續打電動遊戲 16 小時沒出房門，長期下來也對身心狀態和生活有極大不良影響，但後來我花費很多的心力和時間改善，最後終於學會克服這些障礙，並與其「同心協力」，在工作與娛樂之間找到一個適當的平衡點，如今我仍保留對電玩遊戲的熱忱。近年來我發現社會上網路成癮和網路遊戲成癮的問題越來越嚴重，甚至造成許多學子翹課或拒學，讓我想到以前的自己，因此我花費好多年撰寫這本書，希望能就自我親身經驗，與實證臨床醫學，一起來讓台灣民眾了解何謂網路成癮，本書費時四年才完成。希望能藉此讓大家更了解網路成癮和遊戲成癮，進而讓社會更健康、與大家共勉之。

雷亞診所院長
十大傑出青年

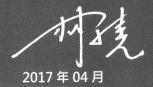

2017 年 04 月

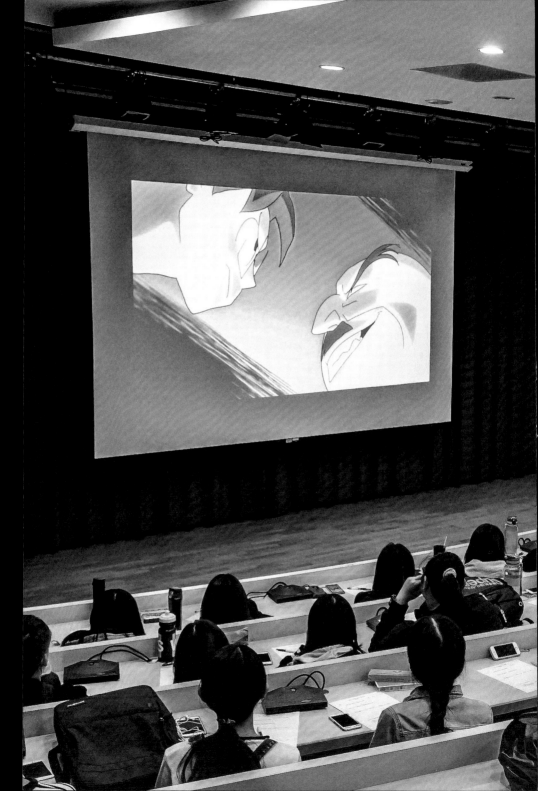

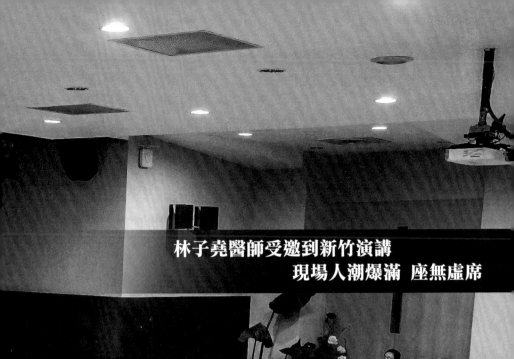

林子堯醫師受邀到新竹演講
現場人潮爆滿 座無虛席

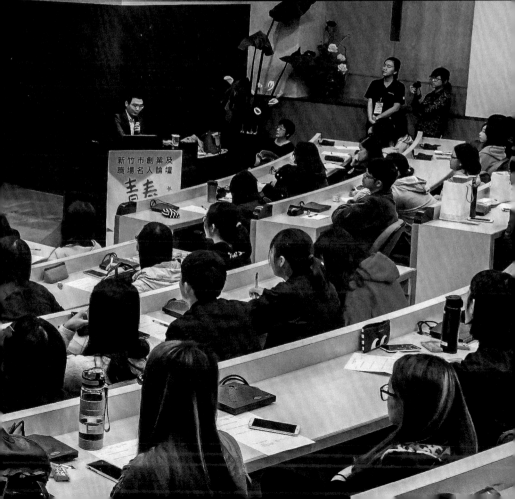

新竹市創業及
職場名人論壇

【現身說法】

（想看更多精彩漫畫，歡迎購買漫畫【醫院也瘋狂】。）

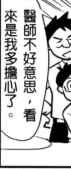

醫生我兒子每天都在打電動，有人說這可能會讓他變成捷運殺人魔！

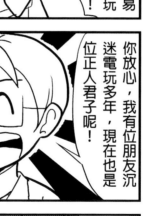

沒這回事！暴力不能輕易歸咎於單一因素，玩電玩不會讓孩子變成殺人魔！

醫師不好意思，看來是我多擔心了。

你放心，我有位朋友沉迷電玩多年，現在也是位正人君子呢！

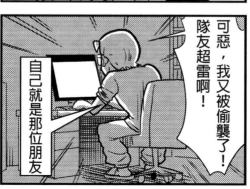

可惡，我又被偷襲了！隊友超雷啊！

自己就是那位朋友

22

前　言

　　網路成癮是當代一大問題，不管是在搭車、上課、或是吃東西時，你「抬頭」環顧四週，常會發現身邊盡是「低頭族」。隨著科技進步，網路越來越發達，使用的人數也與日俱增。網路雖然帶來許多便利與聲光娛樂效果，但過度依賴或使用網路產生的相關問題也越來越嚴重，過去精神醫學界曾用了許多不同的名稱和角度來鑽研這方面的問題，包括了「網路不當使用」、「網路成癮」、「病態型網路使用者」、「網路依賴」、「網路遊戲成癮」等稱呼。簡而言之，只要是因為不當使用網路，造成生活、工作、人際關係或學業有嚴重的不良影響，並造成自己或周遭人的困擾，就可以納入網路不當使用的領域，本書為符合民眾常用口語，採用「網路成癮」來概括稱呼。

日新月異

　　網路與電玩成癮的相關知識，就如同網路本身是位多變又高深莫測的「千面女郎」，當你覺得自己好像了解她時，她又已經蛻變成另一個新的模樣，正因為如此本書的內容也不斷改版，這幾年來筆者向許多醫界先進、電玩遊戲公司與遊戲玩家們請益學習，因此花費了長達四年的時間才出版，希望對大家能有所助益。

親身成癮經驗協助治療

　　我本身也曾是網路遊戲成癮的患者，過去花費許多時間在打電動遊戲上。我在國中及高中時期很迷電腦遊戲，當時最紅的網路遊戲是韓國的「天堂」、之後陸續又有「楓之谷」、「石器時代」、「瑪奇」、「希望」、「仙境傳說 RO」、「魔獸世界 WOW」，乃至於現在當紅的遊戲「英雄聯盟 LOL」等，我都花費了許多時間涉獵，也付出一些慘痛的「學費」。

　　正因為我是一位「過來人」，所以我相當清楚網路與電玩成癮患者的心態與經驗，治療師本身有親身經歷及適度發揮同理心，對於治療關係的建立有相當大的幫助。而這些經驗現在成為我治療網路成癮的好幫手，許多網路成癮者知道我跟他們玩一樣的遊戲、理解他們的術語和世界後，更容易讓雙方達成共識。

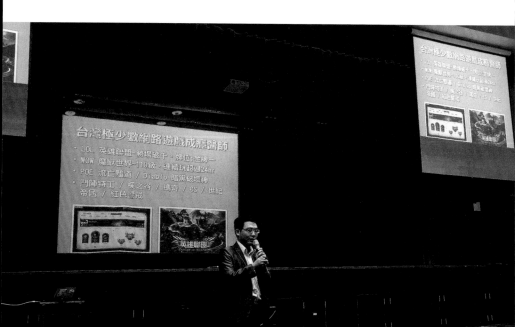

這些年來我到各學校、電視台、廣播節目和公司機關等處演講，目前已超過 50 場，網路成癮是我的演講主題之一，看到許多學生和家長為這問題所苦，因此我才結合自身經驗和臨床知識，花費多年撰寫這本書。如今很高興這本書終於出版了，非常謝謝我的好同學謝詠基醫師賢伉儷一同協助這本專書問世，這是一本結合精神醫學專業和網路遊戲成癮玩家觀點的衛教書籍，若有可取之處要感謝各方師長與同仁的協助，若有不足之處，則是本人才疏學淺所致，懇請不吝給予指導，謝謝。

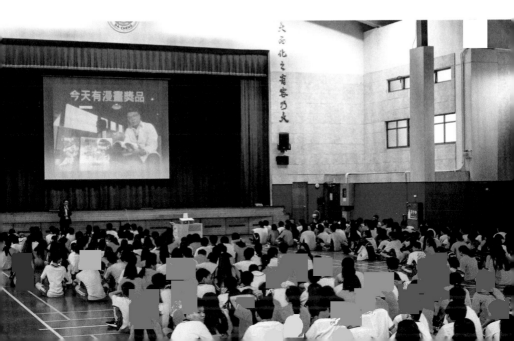

治療方式簡介

網路成癮或遊戲成癮的成因相當複雜，目前沒有科學證據指出哪種獨立治療方式能夠根治，當下認為最佳的治療方式，為多管齊下的介入治療，包括：

1. 家庭端
2. 教育端 (學校) 或職業端
3. 醫療端：如有共病症，像是憂鬱症、注意力不足過動症 (ADHD)、強迫症、焦慮症、社交畏懼症或思覺失調症，應同時治療共病症。許多網路成癮或電玩成癮民眾的背後原因，其實是隱藏共病症在作祟，這類民眾應該先行接受疾病治療，才能有效改善網路成癮的問題。
4. 個案端

詳細的治療方式請見本書後方章節。

網路成癮就醫健保不給付

台灣目前的健保制度並沒有給付治療網路成癮與電玩遊戲成癮，然而這問題卻足以影響一整個世代，也是讓許多家庭失和與學生翹課的「原兇」之一，期許未來政府能夠有更完善的教育及醫療規劃。

台灣專精網路成癮的精神專科醫師並不多，加上網路成癮

的相關知識日新月異，導致治療的難度很高。

　　一般來說，如果民眾自費就醫，醫療費用大約與自費心理諮商相近。自費就醫雖然較貴，但也有好處，因為通常網路成癮或遊戲成癮的患者大部分是年輕學子，自費就醫不會在健保 IC 卡中留下就醫紀錄和診斷紀錄，也避免年輕人在未來成長過程中，被自己或別人貼上「病人」的標籤。

　　而患者如果同時有共病症（如憂鬱症或焦慮症），這部分的醫療是可以使用健保的。

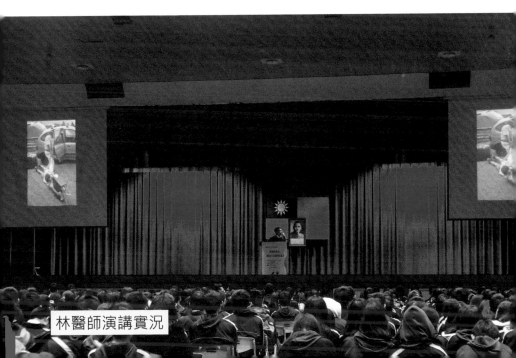

林醫師演講實況

網路成癮與遊戲成癮的社會問題很嚴重

　　網路成癮與遊戲成癮造成的社會問題，輕則對個人健康和生活帶來危害，重則影響到個人及他人生命安全，近年來相關新聞層出不窮，有關當局以及全國民眾都應該要接受這方面適當的教育來改善及避免這類問題，以下分享近年來相關新聞。

新聞案例

禁玩線上遊戲　資優生燒炭亡
(2007 年 08 月 30 日 蘋果日報)

　　宜蘭縣一名網路成癮的資優高職新生，因家人三天前將電腦設密碼，不准他再上網玩線上遊戲《曙光 Online》，令他難以接受，前天竟在家留下遺書燒炭身亡。他的父親昨天難過地對檢察官說：「都是網路遊戲害的！」

---

23 歲壯男　網咖電玩打到死
(2012 年 02 月 03 日 蘋果日報)

　　新北市一名 23 歲年輕男子，在網咖熬夜連打 23 小時電玩後，前天被發現猝死在座位上，警方趕到驚見他全身僵硬，雙手向前伸，看似死前仍一手打鍵盤、一手握滑鼠，當時網咖內 30 多名玩家卻渾然忘我，繼續沉迷遊戲。警方大嘆：「玩遊戲也不要這麼拚命吧！」

2 少女迷手機遊戲 8 千元賣初夜

(2015 年 09 月 07 日 蘋果日報)

瘋手機遊戲賣初夜！上周有國中少女為了手遊《旅遊大亨》密技被騙失身，未料新北市又有兩名國三女學生沉迷手機遊戲《怪物彈珠》，為購買虛擬寶物，竟透過通訊軟體援交，以八千元出賣兩人身體玩雙飛，警方接獲摩鐵報案當場逮捕惡狼，得知少女行徑直呼：「為了遊戲竟出賣自己的初夜，太離譜了！」專家認為，青少年沉迷網路遊戲成癮，甚至嚴重扭曲價值觀，不惜以身體換取金錢，呼籲家長、學校重視。

---

14 萬高中職生 手機成癮高風險

(2015 年 09 月 18 日 中國時報)

教育部委託成功大學、亞洲大學共同執行「學生網路使用情形調查與分析計畫」，在今年 3 至 5 月進行問卷抽樣調查，調查對象從國小 4 年級到高中職 3 年級學生，抽測 109 所學校，有效問卷 9027 份。調查顯示，國內近五分之一的高中職學生是智慧型手機成癮重風險群，推估全台約 14 萬名，同時，高中職生在假日上網用於非課業時間每天近 4.5 小時，教育部將全面啟動三級防治。

近 5 成學童 無聊就當低頭族

(2015 年 12 月 01 日 自由時報)

兒童福利聯盟昨公布各縣市國小五、六年級學生 3C 使用現況調查報告，近 5 成孩子無聊時就想玩 3C，45% 孩子會因玩不到而心情差，18% 孩子則會因沒帶 3C 產品出門而焦慮不安，29.5% 會玩到半夜，且小低頭族背後總是有大低頭族，34.9% 家長曾玩 3C 產品到半夜。兒福聯盟執行長陳麗如呼籲家長們，除了要多注意孩子是否過度沉迷，可能也要留意自己使用的頻率，做好身教。

迷電玩被碎念 逆子怒砍虎爸

(2017 年 03 月 24 日蘋果日報)

新北市一名去年考上高雄醫大的學生，因父母擔心他沉迷電玩，且離家太遠無法看管，要求兒子重考；兒子大前天在家自習因打電玩，遭母怒斥：「我給你這麼好的環境，你卻這樣！」兒子越想越氣，決定打母親洩憤，前天其父返家時，他竟持刀追砍父親，其父被砍到滿身是血。他被捕後依殺人未遂罪送辦，其父才懊悔自責給兒子壓力太大「我真的不怪兒子！」專家說，逆子砍父固然可惡，但父母也該檢討管教方式造成孩子痛苦。

16 歲少年為湊錢買遊戲造型
殺害女子搶劫 85 元
(2017 年 03 月 31 日 中國安徽商報)

16 歲少年阿力 (化名) 一天前帶刀試圖搶劫無業女子，遭到激烈反抗，他持刀捅小美頸部造成受害者大量失血過多身亡，並從其包中翻出 85 元和一部手機。之後阿力拉上鐵捲門離開，而這一切的原因只是因為阿力要湊 150 元購買網路遊戲中的造型。

日滑手機 6 小時 高一生險瞎
(2015 年 11 月 16 日 蘋果日報)

高中生沉迷 3C 險瞎眼。一名十六歲高一生每天滑手機、平板至少六小時，原擁有視力一點零，日前上課看黑板的字竟看成一團黑點，家長趕緊帶他就醫，確診是黃斑部出血，視力掉到零點五，治療後也只恢復到零點七，留下永久性視力缺損。醫師警告，近五年迷 3C 造成眼疾就醫學生，已增四成。

練功 60 天高市少年變白髮黑輪眼

(2011 年 08 月 18 日 聯合報)

　　高雄市陳姓少年蹺家近兩月，返家時滿頭白髮、黑眼圈深陷，父親懷疑他吸毒報警，警方調查發現他受雇線上遊戲玩家，每天至少上網十小時玩線上遊戲「天堂」賺取寶物，日夜顛倒致「年少老貌」。

　　高市警局少年警察隊調查，陳姓少年被一名林姓業務員雇用，林沉迷線上遊戲，因「段數」待磨練，才花錢雇用陳為他「練功」賺取寶物。林表示這些寶物網拍，可賣到四、五萬元，還是有賺頭。

爸媽要斷網路國二生成癮鬧自殺

(2015 年 08 月 23 日 聯合報)

　　一名國中二年級的男學生，國一幾乎有一半時間沒進校園，也不和同學打交道。每天回家就開始玩網路電動遊戲，往往到凌晨還不停歇，最後乾脆請假窩在家裡打電動。爸媽因此決定停掉網路，沒想到孩子竟然威脅要跳樓反制。所幸經過一年的心理與家族治療後，他蛻變成另一個人，不但減少上網，愛上單車逍遙遊，且會主動結交朋友。

父母網路成癮 4天只餵紅茶沒餵奶

(2011 年 09 月 28 日 蘋果日報)

　　彰化有個小男嬰才出生一個多月，他的爸爸媽媽因為沈迷網咖，連續四天不餵奶，只餵他喝紅茶，也不管小男嬰餓到嚎啕大哭，後來是一個網咖女店員，因為自己也是媽媽，她看了很不忍心，才報警處理。穿著嬰兒兔裝，躺在媽媽懷裡的小男嬰，才剛出生一個多月，他已經四天沒喝ㄋㄟㄋㄟ了，但媽媽看起來一點都不擔心，因為這四天來，不只媽媽，還有爸爸都把網咖當成家，沒日沒夜的打線上遊戲，把他放在沙發椅上，肚子餓的時候，媽媽沒有餵奶，而是拿起桌上的紅茶給他喝。網咖女店員親眼看到小男嬰喝紅茶，因為身為人母看了很不忍心，才報警處理。

高中生當網路組頭 賭輸燒炭尋短

(2015 年 05 月 14 日 蘋果日報)

　　台中市立人高中十七歲何姓高二生，疑因網路簽賭欠下龐大賭債燒炭亡，檢警從其遺留手機、筆電發現，多數是網路簽賭的聯繫及對話，傳喚何生的同學調查，確認何疑當「小組頭」，且透過 LINE 聯絡十多名同學簽賭，卻收不到賭金，積欠高三學長 (上線組頭) 逾三十萬賭債，遭催促「該清一清」，他想賭一把翻本卻輸更多，留言「最後一把輸了」走上絕路。

32 歲男玩遊戲 久坐肺栓塞險害命

(2017 年 04 月 06 日 三立新聞網)

32 歲的王姓男子平時是一名設計師，上班的時候需要長時間坐在電腦桌前，幾個月前他因迷上了一款網路遊戲，下班後回到家就在電腦前玩遊戲，沒想到卻「坐」出肺栓塞。

半個月前，他開始感覺到腿部腫脹，不時還會出現胸痛情形，到醫院檢查後才發現，他的右下肢股靜脈內血栓形成，還有肺栓塞，經治療後症狀才得到緩解。出院後，王男過不久就忘記醫生交代的注意事項，繼續坐在電腦桌前玩遊戲，直至上周，他再度出現胸痛、呼吸困難等症狀，再次到醫院就診，醫生告訴他肺栓塞比之前更嚴重，需要立即治療。

女婿玩手遊 2 月花光岳母 337 萬元遺產

(2017 年 04 月 22 日 蘋果日報)

玩遊戲玩到花光丈母娘的遺產！日本一名女網友在網上訴苦，表示自己的母親死後留給她 800 萬日圓（約 225 萬元台幣）的保險金，還留下家中大約 400 萬日圓的存款，竟然都被沉迷手機遊戲的丈夫投入遊戲中，丈夫事蹟敗露後下跪道歉，但妻子餘怒未消，表示自己還在思考要離婚還是原諒。

關於成癮

「成癮」一詞大家在生活中常聽到，像是毒品成癮、抽菸成癮、咖啡成癮、賭博成癮，甚至於連性愛成癮都有人提。但究竟「成癮」是什麼？

成癮的英文是「Addiction」，其中「add」是「加上」的意思，而「iction」拉丁文是「行動」的意思，從字面上來解釋，成癮就是「越加越多的行動」，這也正是成癮者的核心症狀之一，成癮者對於成癮物質使用往往會越加越多、索求無度。新聞上也經常會看到有酗酒者儘管已爛醉如泥，仍喊著：「我還要喝！」的場景。

成癮是一種大腦疾病？

關於這問題，各界爭論已久。醫療臨床上我們發現成癮的病患他們明知道使用這些成癮物質有害，但卻無法控制不斷使用。近代研究發現，這些成癮患者腦部的多巴胺神經傳導物質和傳導路徑已經跟正常人不同，因此開始將成癮視為一種疾病，提供醫療上的協助來治療成癮病患。換句話說，目前世界上大部分的醫學研究都認為成癮是一種大腦疾病。

著名國際期刊「新英格蘭醫學期刊」(The new england journal of medicine，簡稱 NEJM)，在 2016 年刊登了一篇研

究，說明了成癮患者的大腦是如何生病。研究中發現這些成癮者大腦中的「獎賞系統迴路 (Reward circuits)」變得較不敏感，導致感受快樂和增強動機的能力下降，為了維持一定的欣悅感或快感，因此對成癮物質的使用量只好不斷增加。另外成癮者對於使用成癮物質有制約反應，加上周遭環境給予的壓力，成癮者很容易在心情不好的時候，就會渴求使用成癮物質來逃避煩惱或壓力。最後成癮者的大腦，在衝動控制、自我調節和執行決策等區域、功能是比較弱的，導致成癮問題會時常因為一時衝動或意志力不堅而復發。

　　一般成癮可以分成三個階段：
- **中毒期：**使用成癮物質能夠感受到快樂、逃避痛苦。
- **戒斷期：**離開成癮物質感到空虛，或是產生戒斷症狀而痛苦。
- **慢性期：**由於戒斷痛苦，再回頭花費更多時間和金錢投入使用成癮物質，回到中毒期，一直惡性循環下去。

　　目前在精神醫學領域，被列入正式疾病的成癮有：
- 酒精依賴成癮
- 安眠鎮定藥物依賴成癮
- 咖啡因依賴成癮
- 尼古丁依賴成癮 (抽菸)
- 毒品 (安非他命、海洛因等) 依賴成癮

網路成癮研究的先驅者

「網路成癮」一詞，最早於西元 1995 年由美國精神科醫師兼精神藥理學家 Ivan Goldberg 提出，當時他以「網路成癮症（Internet Addiction Disorder，IAD）」來形容過度沉迷網路的失常行為，並且也提出另一句經典名言「網路是很好的僕人，但是很糟糕的主人。」(Internet is a good servant, but a bad master.)

Goldberg 醫師當時提出這個理念時，科學界和醫學界還不能廣泛接受，甚至有人認為這是種玩笑。直到多年後，網路成癮如今已成為一種熱門顯學。

Goldberg 醫師於西元 2013 年往生，享年 79 歲，他一生為網路成癮研究貢獻良多，被譽為是美國當代偉大的精神科醫師之一。

此外長年研究網路成癮的國際學者尚有美國的心理學教授 Dr. Kimberly Young，她早在 1995 年就創建了網路成癮防治中心，1996 年在美國心理學會發表對重度網路使用者的研究成果。她在任教於美國聖文德大學 (St. Bonaventure University) 期間發表了許多關於網路成癮的研究論文，這兩人堪稱是世界網路成癮科學的研究先驅者。

網路成癮是否是種病？

網路成癮是否是一種「病」？還是一種「症狀」？還是只是種「社會風潮」？

如果是一種病，究竟是一種成癮問題？還是衝動控制不佳問題？或是一種病態行為問題？

近年來世界各國的精神醫學界進行了多次的熱烈討論及開會，已有許多不同的檢測方式和定義，但迄今仍未有公認的定義和診斷工具。甚至也有研究認為「網路成癮」和「網路遊戲成癮」是不同的兩個現象和問題。

儘管大家未完全達成共識，2015 年的精神醫學教科書「第五版精神疾病診斷與統計手冊 (簡稱 DSM-5)」，仍未將網路成癮相關問題列為正式「疾病」。但值得注意的是，在 DSM-5 書本後方附錄，已將「網路遊戲疾患 (Internet gaming disorder)」納入探討，並指出未來有「可能」會列入疾病之一。

韓國首先將網癮列為疾病與管制品

2016 年韓國政府首開先例，宣佈將電玩成癮和網路成癮正式視為一種疾病，並規劃早期篩檢和介入治療的政策方針。韓國政府大力推展電子遊戲產業的同時，也面臨青少年電子遊戲成癮日益嚴重的問題。首爾當局把電玩遊戲與毒品、酒精一樣歸類為上癮物，進行管理，也是全球第一個這麼做的國家。

韓國國務總理黃教安於 2016 年主持國家政策調整會議時，

確認將電玩遊戲與酒精、依賴性藥品、網路、賭博同樣歸類為五大上癮物。政府預計 2017 年對電玩遊戲的危險性等因素進行分析，制定合理的對策。

2018 年中旬，韓國中小學將實施網路遊戲和智慧手機上癮早期篩檢，對於高危險群，將與上癮管理治療中心等機構聯合管理。

韓國執政黨新世界黨議員 2013 年曾提出「上癮預防管理及治療法案」，將電玩遊戲歸類為上癮物，但因電玩遊戲業界和文化體育觀光部反對而作罷。

據韓國政府 2013 年的資料，10 歲到 19 歲的青少年約 68 萬人有網路成癮的問題，約占該年齡層總人數的 10%。韓國保健福祉部推測，網路上癮每年造成約 5.4 兆韓元（約新台幣 1,455 億元）的社會和經濟費用。

2015 年，北美《VICE》雜誌報導電競遊戲時，估計韓國青少年網路成癮的比例恐高達 50%。韓國一名十多歲的培訓選手對該雜誌說，他每週花 88 小時在電腦遊戲上。除了睡覺、洗澡、吃飯之外，「都在電腦前生活」。被問到以後的職業計畫時，他說：「我什麼都沒有。」

首爾的精神科醫師李在元（音譯）說，韓國網路遊戲成癮約占所有成癮案例的九成。有些孩子會用父母的帳號上網，使這個法案無法保護孩子。約 1/4 被診斷出網路成癮的青少年會到政府出資的醫院治療。

不同的聲音

　　前身是記者的美國暢銷作家約翰海利（Johann Hari），曾在 TED(詳如補充說明) 和網路上發表一系列的演說，他認為現今醫學知識中關於成癮的觀念都是錯的，也引起世界各地許多人迴響和討論，但因為缺乏科學根據和研究證明，其理論也引來各方議論，其理論也有值得借鏡之處，自己身為一位專業臨床醫師，認為其理論中關於環境影響成癮者甚鉅的觀點我是贊同的。但他認為成癮者本身並沒有錯或是生病，這論點與當今醫學研究相違背，因為許多實驗已明確指出，成癮者腦部代謝和運作方式與常人相異。約翰海利所稱「成癮的反面不是戒斷，而是關係。」鼓勵人多建立良善的關係，進而脫離毒癮的控制。這論點值得肯定，成癮戒治本來就需要從多方面共同介入，包括成癮者的身心狀況、同儕及社會環境。但若全部歸咎於社會環境所致，有過度偏頗的可能。

補充：TED（指 technology, entertainment, design 在英語中的縮寫，即技術、娛樂、設計）是美國的一家私有非營利機構，該機構以它組織的 TED 大會著稱，每年 3 月 TED 大會在美國召集眾多科學、設計、文學、音樂等領域的傑出人物，分享他們關於技術、社會、人文的思考和探索。

盛行率

　　2014 年時，全世界使用網路的人數已經超過 25 億人，美國超過八成的民眾都有接觸網路，亞洲以日本、南韓、台灣三個國家使用人數較多，也都超過八成。根據目前資料顯示，各地網路成癮的盛行率如下：

- 若以地區來看，亞洲最高，約在 2%~18%，歐洲約在 1~9%。
- 若以年齡分布來看，各國大學生的網路成癮比例最高，約在 6%~35%。

台灣的統計情形

　　在臺灣，由於網路費用不算貴，加上網路提供交友、資訊和遊戲等眾多功能，所以非常容易吸引到學生族群，故學生所佔網路成癮的比例也比其他群體還高，網路成癮者多半也以年輕學生夜貓族為主要群體，而且就比例上，男生遠比女生人數為多。透過網際網路持續成長和普及，網路使用人口已成倍數增長，網路運用已不再像以往是工具，進而轉變為生活上必需之技能。

　　2014 年資策會調查顯示台灣使用智慧型手機的人口為

1225 萬人、使用平板電腦的人口是 530 萬人。

2015 年統計，12 歲以上使用智慧型手機或平板電腦者已達到 1604 萬人，約每 4 人便有 3 人為行動裝置使用者。智慧型手機普及率約 73.4%，推估約 1525 萬用戶。平板電腦普及率約 32%，預估約有 665 萬使用人口，同時擁有兩種裝置的用戶比率則是 28.2%。50 歲以上族群擁有行動裝置比率達 26.6%，行動裝置不再只是年輕族群的專利。

另外根據臉書（Facebook）官方數據，台灣每個月約有 1,400 萬人使用臉書，每天上臉書者約 1 千萬人，比率高達 71%，比香港 67% 和全球 61% 都還要高出許多。隨著台灣網路普及率越來越高的狀況，網路成癮更會是未來台灣社會必須面對的重要課題。

成癮原因

造成網路沉迷與成癮的原因很多，有些是因為對網路科技產生好奇心與新鮮感，加上被網路的虛擬人際關係所吸引，才逐漸入迷。也有些人是因為網路遊戲十分新奇有趣才對遊戲愛不釋手。另外有些人是透過網路認識許多朋友。這些都使得網路成為許多人滿足慾望、交友、便利和紓壓的重要途徑。一般而言網路沉迷與上癮的常見原因包括以下幾點：

1. **尋求自我認同**：網路世界提供隱密性環境，個人可以

使用不同的身份，也能為自己取喜愛的暱稱，發表個人的言論、作品。虛擬世界的隱密性，讓人敢於表達情緒、想法與個性，並且能勇敢地敞開心胸，談論個人的喜、怒、哀、樂與慾望。在現實生活中人際關係有挫折的人，也容易將感情、注意力、或情緒寄託在網路上。

2. **渴求人際關係：** 現實生活中，因外在形象條件（身高、體重、相貌）、時間、地點等因素，使得人際關係的經營受到限制。但網路世界中的人際關係，則具有隨時互動，扮演不同角色、不同身份、不同性格的特點，讓人可以在網路上快速地找到志同道合的夥伴，成為新型態的交友方式。

3. **提升自我價值：** 網路是虛擬的、新奇的，尤其是在線上遊戲中，透過長時間及絞盡腦汁去破關、取得寶物，扮演英雄或征服群雄來感受快樂與獲得自信。現實生活中，有太多的限制與責任，是由父母或老師加諸在身上，在虛擬的網路世界中，可以暫時拋棄既存的束縛，建立自我價值的認同。

4. **好奇心驅使：** 青少年本來就有探索世界的好奇心，對一切事物與人充滿好奇與探索，對於遊戲成癮的青少年來說，只要推出新的遊戲版本或新款遊戲，它們往往會因為好奇心驅使而去「嘗鮮」。

5. **同儕的壓力：**因為大家都在使用網路，網路語言、網路笑話、網路交友都是時尚最流行的話題，若不跟上便顯得自己落伍。

6. **偶像的崛起：**偶像充斥現實生活，常令青少年既羨慕又忌妒，在網路上年齡是虛幻的，人人皆可自行設計身分，而且在角色扮演遊戲裡，青少年可以滿足幻想成為大人或是幻想成被認同的偶像與他人交往。

網路成癮的影響

　　網路沉迷與成癮者因為耗費大量的時間，往往會使生活作息、課業、工作、家人關係、經濟甚至健康帶來負面影響。

　　學生由於沈迷網路而日夜上網，常導致睡眠不足、沒有時間唸書，課業表現每況愈下，之後成績不好可能會遭受家長或師長責備或冷漠相向、因此又轉往網路的世界去發洩及獲取成就感，在虛擬世界裡逃避惱人問題。如此一來，網路沉迷與成癮者的行為就會如同惡性循環一般，越來越嚴重。

　　網路成癮者在身體造成的傷害除了大腦神經中樞持續處於高度興奮狀態，引起腎上腺素異常增加、交感神經過度興奮、血壓升高、自律神經功能紊亂，還會誘發心血管疾病、胃腸神經官能

症以及緊張性頭痛等症狀。在心理層面上則出現情緒低落、緊張焦慮、疲乏無力及注意力不集中等現象。

綜觀整體，網路成癮的影響可從三個面向來看：

1. **生理方面：**由於過度使用滑鼠鍵盤及長時間坐在同一位置注視螢幕，往往導致身體會出現近視加深、眼睛酸澀、肩膀酸痛、手腕關節發炎、肌腱炎、手顫抖、睡眠不足、頭痛、飲食不正常造成腸胃問題等，近日更發現許多案例因上網過度，且長時間坐在電腦前未移動導致雙腿血管栓塞、中風或過勞死等新聞屢屢出現。

2. **心理方面：**當網路沉迷發生時會容易出現如憂鬱、躁鬱、焦慮、敵意等現象，在離開網路環境時就會變得焦躁不安、衝動、控制障礙、過動或注意力缺損、易怒、沮喪、無成就感等；最後導致低自尊人格、社交退縮、自我封閉人格等行為出現。甚至網路成癮時可能連帶有精神疾病的症狀：如躁鬱症、憂鬱症、過動及注意力不足症候群、社交恐懼症、精神分裂症與人格疾患等。網路虛擬世界中身分是可變化的，可塑性高，但當回到現實時，他面對性別、年齡、權力支配的殘酷事實時，常造成青少年無法接受現實生活層面而極力再想進入虛幻空間。

3. **行為方面**：經常因為上網而影響功課、延誤上學時間、約會遲到、人際關係疏離、對現實環境反應變差、生活作息不正常、語文能力減退、硬體購置花費增加、個性改變、親子關係緊張等。更可能因網路的不當使用，讓網路駭客侵入、網路詐財、網路援交等情形發生。

共病

網路成癮相關問題，常與某種心理疾病共同存在（共病），包括了有酗酒、注意力不足過動症候群、社交焦慮相關疾患、病態性賭博、躁鬱症、憂鬱症和毒品濫用等，因此在發現個案有網路成癮相關的問題時，要小心個案本身是否有罹患上述疾病。

網路成癮患者的特質

韓國研究認為，網路成癮的個案可能有以下幾點特質：

- 內分泌系統跟憂鬱症患者相似，血清素濃度較低。
- 習慣躲避預期性的傷害。
- 喜歡尋求新奇事物。
- 喜歡得到即時的回饋獎賞。
- 人生沒方向或目標。
- 低自尊。
- 難以找到除了網路以外「低代價高產值」的娛樂。
- 個性害羞內向、自我封閉或社交退縮。

當個人的人際關係聯繫薄弱造成自信心的喪失，甚至不敢自我表達，無法藉由與他人溝通來滿足隱含的內心需求，造成真實生活中溝通失敗及互動不良的狀況時，將會期待網路提供一種特殊的溝通情境作為現實生活的替代管道，因而漸漸對網路產生依賴。其次，有藥物或其他物質依賴成癮者(如酒癮、毒癮或病態性賭博患者)，及有潛在的情緒精神疾病者(如躁鬱症、憂鬱症、強迫症或焦慮症患者)，也較容易有網路成癮症的傾向。

　　另外家庭結構、性別、年齡、教育程度及經濟所得狀況等因素，亦是影響個人是否具有網路成癮傾向的可能因子，如單親、獨子、外宿獨居的學生、高教育程度的富裕男性及年輕族群，較可能是網路成癮症的高危險群。

　　線上遊戲與聊天室是最常造成網路成癮症的方式。線上遊戲是個奇妙虛幻的世界，不管你在現實生活的地位及表現如何，在這裡你可重新以不同的身份出現，只要你夠努力地反覆參與，在網路的虛擬世界裡都可以有相同的起點，並且累積比別人更多的點數，以此榮耀生命，獲得在現實生活環境中所渴望的成就感；這對經常遭遇挫折的低成就族群，提供了逃脫現實生活的避難所。相較於傳統的書信、電話、甚至面對面的約會方式，聊天室則提供了全方位、現代化且便利的人際溝通模式，所有的互動都變成以文字、影像或聲音傳遞，不同於以往，以表情、眼神或身體接觸的溝通方式，可以避免許多因面對面接觸所帶來的尷尬場面，具有立即互動及匿名性的特質讓好奇的年輕人可以用不同的虛擬角色扮演找到志同道合的朋友而趨之若鶩、流連忘返。但造成網路成癮症的年輕人往往不知道，由於時間

的錯誤分配，將使得謀生技能欠缺磨練，這對未來的生存競爭
有不利的影響。

網路及動漫術語

網路術語的產生原因

　　在了解各種網路術語前，我們要先了解它的核心概念，為何現在有那麼多的年輕世代或學生，喜歡講一些大人聽不懂的術語？或者講這些只有圈內人或同領域興趣的朋友才聽得懂的話，常見原因有以下幾種：

- **【同好性】**：特定的術語能代表一個次文化，這個次文化中的人們有類似的興趣或目標，可以藉此獲得群體的歸屬感和認同感。比方說如果你聽到旁邊搭火車的人一開口就是「LOL」、「GG」或「統神」，內行人一聽就知道他是遊戲「英雄聯盟」的愛好者。

- **【模糊性】**：許多術語都保有模糊解釋的灰色地帶，甚至具有不同的雙重意義，讓人有猜想揣測的空間，也能故作神祕、或是避免不必要的法律問題。舉例來說，如果一位網友在網路上說你是「丁丁」，你可能不知道自己被他嘲笑或辱罵了，同樣的，如果在法律上罵人髒話，和說他人是丁丁，也可能代表著不同意義，這在網路發達的現代，是很重要的因素之一。

- **【暗號性】**：有時候網友或玩家相互溝通時，不想讓對手或家人知道細節，因此就演化出一部分當作暗號的術語。比

方說「充點」，就是要去花錢買遊戲虛擬貨幣。「開台」就是開遊戲實況轉播，一般家長或師長可能會聽不出來。

- 【被認同性】：大家可能認為講別人聽不懂的網路術語是標新立異或不合群，但事實上許多常講網路術語的民眾，其實他們反而是希望藉由網路術語被認同。因為網路術語日新月異相當複雜，如果要跟他們「同陣線」或「打成一片」，往往需要花費許多時間和精力來「學習」或「使用」網路術語。當網路遊戲成癮玩家，聽到有人跟他用同樣的術語時，他馬上會有種熟悉感和被認同感，在潛意識中他知道懂這些話語的人是同樣興趣愛好者，或是花費了極大功夫來了解他們的人，兩者皆可以賦予他們認同感。

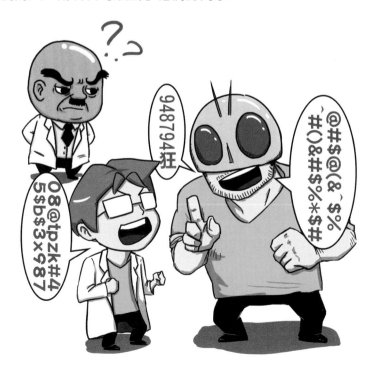

網路術語的聯想法

網路術語有千變萬化的形式和聯想方式，很難以一概之，但是通常能藉由「說文解字」及「形聲轉介」等方式來推敲揣測，以下為大家介紹幾種常見的方式。

- 【縮寫】：部分術語其實是原文的縮寫，比方說 WOW(音念「哇」) 就是魔獸世界 (world of warcraft) 的縮寫。

- 【諧音】：非常多的術語是諧音相關，比方說「我的老天鵝啊」其實就是「我的老天爺兒」。「9487」就是諧音「就是霸氣」或「就是白癡」。「不 EY」就是「不意外」等，不勝枚舉。

- 【字型】：比方說「工口」代表「色情」，原因是英文的情色或令人性興奮的形容詞「erotic」轉寫成為日文片假名就是「エロチック」，其中引用了前兩個字就成了「工口」。

- 【典故】：許多術語是源自某部遊戲、漫畫、動畫或電影的台詞，像是「人生沒有夢想跟鹹魚有什麼兩樣」、「因為我還沒發功啊」、「說好不打臉的」、「誠實棒棒糖」等都是源自於周星馳的電影。

- 【時事】：有的術語跟時事有關係，往往是以吐槽或挖苦政治人物為主。比方說「油電雙掌」代表「油電雙漲」，「坐好坐滿」或「做

好做滿」是諷刺政治人物中途落跑等。

- 【多重】：高深一點的網路術語可以將前幾項一起包
  裝集合而成。比方說「廠廠」這網路術語
  源於「呵呵」，用於表示不予置評的意思，
  之後用「諧音」變成了注音「ㄏㄏ」，而
  中國大陸的「廠」字簡體字跟「厂」雷同，
  進而再從「厂厂」演化成「廠廠」，因此
  廠廠就代表不予置評的一種網路術語。

網路遊戲術語
大觀園

編號	網路/動漫術語 (依字首排列)	解釋
001	2.0	2.0 原本是電腦術語，通常一個軟體程式的原始版本是 1.0，升級後就是 2.0。後來被延伸用於諷刺某人跟另一人一樣糟，常用於政治諷刺。比方說：「你根本是 OOO 2.0！」
002	3D 暈	通常指的是玩 3D 遊戲或看 3D 電影會頭暈。
003	4ni/是泥？	諧音梗，意指「是你」？
004	666	666 是口頭語「溜」的諧音數字，和文字「我」的諧音數字是 5 一樣的關係。溜的釋義是滑，遊戲中打 666 是表達對玩家技術的熟練程度感到佩服，代表覺得很厲害。
005	87	有兩種意思，一為諧音「霸氣」，一為諧音「北七(台語的白癡)」。使用時機和含意有著很大的灰色地帶和想像空間，

編號	網路/動漫術語 (依字首排列)	解釋
		因此當別人跟你說：「87」。你要想想對方是稱讚你霸氣，還是罵你白癡。常用的方式包括了：「我給 87 分，不能再高了。」意思是暗示這實在是太霸氣了，或是覺得這已經夠白癡，不可能再更白癡了。更多的延伸用法包括【87+87=174】，意思是「兩個白癡一起做事穩死的！」
006	8+9	「八家將」的諧音，八家將原是台灣的民間習俗，後來部分網友曾為了探討年輕人跳八家將是否適合，進而發生網路筆戰，在此論戰中，有網友用 8+9 代表八家將，因而成名。常用的方式例如

編號	網路/動漫術語 (依字首排列)	解釋
		「8+9=17」，意思是「八家將就是有義氣(17 諧音)。」
007	94	「就是」的諧音梗，常用的語法包括了：「94 狂」，指的是就是那麼厲害的意思。之前還有網友在 2016 年熱議的 2016=9 x 4 x 8 x 7，意指 2016 年就是很霸氣的一年。更深度的用法包括了：「2016 年 948794 狂」，意指「2016 年就是霸氣就是狂」。
008	ACG/ACGT	泛指動漫產業，A是動畫（Anime）、C是漫畫（Comics）、G是遊戲（Games）、T是玩具(Toys)。大部分人會稱動漫遊戲產業「ACG產業」，少部分人會稱「ACGT產業」。

編號	網路/動漫術語 (依字首排列)	解釋
009	ADD	ADD 原指增加之意，在遊戲中指因為某玩家的不小心，吸引到另外一群不必要對付的敵人或怪物。
010	A_A	表情符號，代表眼睛睜得很大、但又帶點邪惡或古靈精怪的意思，比方說可能用來代表很期待或故作神祕。
011	Bj4	諧音梗，不解釋（無須解釋）
012	BD	Backdoor 的縮寫，原意是走後門，在遊戲中多半指的是偷拆別人家的主堡砲塔、偷搶旗幟、或佔領據點。

編號	網路/動漫術語 (依字首排列)	解釋
013	BL	男男相愛(boys' love)的故事或行為。
014	Buff	通常是指遊戲中的加強屬性或增益魔法，之後延伸為用來指稱「加強」，比方說遊戲角色設定被改得變厲害，可以說這角色「被 buff 了」。
015	Carry/凱瑞	英文原意是指攜帶，遊戲中多半是指強者玩家帶著比較弱的玩家一起玩遊戲，甚至幫忙練功。常用的用法包括了：「我又被大大您凱瑞一場了。」
016	CP	CP 是 Coupling（日文：カップリング）或 Couple 的縮寫，也可縮寫為カプ，意思是配對，多用於動漫中，粉絲希望哪兩個角色能夠是一對情侶或配偶。

編號	網路/動漫術語 (依字首排列)	解釋
017	der	der 是「的」捲舌音，用以加強語氣。譬如：「哇！你穿這衣服真是超可愛 der！」
018	DDOS	一種駭客攻擊方式，可以讓對方網路斷線或是當機的技巧，DDOS 原文為「分散式阻斷服務攻擊（Distributed Denial of Service attack）」。
019	E04	委婉罵人的話，「幹」的注音用鍵盤來打字，如果未切換中文模式而是用英文模式打字，就會打出 E04 或 e04。
020	FF	「Forfeit」的縮寫＝放棄，通常在遊戲指的是要放棄投降。
021	GG	「Good Game」的縮寫，原本是在線上遊戲對戰中，輸的一方說的話語，即表示遊戲認輸，並認為敵手玩得很好的意思，但後來轉變衍生為貶意，

編號	網路/動漫術語 (依字首排列)	解釋
		指的是自己隊友認為這場遊戲沒救了、要放棄的意思。
022	GGWP	「Good game well play」的縮寫，是 GG 開始有貶意之後的「升級版」，GGWP 目前多用於很有風度的稱讚對方遊戲打得很好的意思。
023	GL	女女相愛(girls' love)的故事或行為。
024	IMBA	「Imbalance」 不平衡的縮寫，通常泛指一個技能或角色的能力過於強大，破壞遊戲平衡，後來也用來泛指玩家的技術太高明，形同開外掛。
025	LOL	指的是遊戲「英雄聯盟(League of Legends)」，或是大笑(laughing out loud)的意思。

編號	網路/動漫術語 (依字首排列)	解釋
026	Nerf	跟 buff 是反意詞，指遊戲中的減弱屬性或削弱魔法，之後延伸為用來指稱「變弱」，比方說遊戲角色設定被改得比較爛，可以說這角色「被 nerf 了」。
027	Orz/ORZ O：頭部 r：手和肩 z：下半身和腳	橫向表情符號，代表一個人下跪低頭沮喪或絕望的意思。
028	OP	有三種含意，第一種是「Over Power」的縮寫，代表過於強大，比方說：「這英雄角色實在有夠 OP！」 第二種是「Over Post」，意指 A 網友寫的某篇文章之前 B

編號	網路/動漫術語 (依字首排列)	解釋
		網友已經寫過。比方說：「你這篇文章 OP 了。」 第三種指的是「Opening Theme/Song」指的是動漫或電影的開頭主題曲。
029	On9	是香港粗話，不是象形詞，是「戇鳩」的同音簡寫，意指菜鳥、笨蛋的意思。
030	OS/心中 OS	OS 來自電影業，在腳本上著明 OS 就是表示是畫外音(out screen)，通常指的是旁白或某人內心對自己說的話。
031	QQ/Q_Q	通常是表情符號，表示是哭泣或可憐的意思。但中國大陸有個通訊軟體叫做「騰訊 QQ」也簡稱 QQ。
032	SKIN	原意是皮膚，在遊戲裡面指的是遊戲人物的外觀、裝扮或是造型，通常需要花錢購買。

編號	網路/動漫術語 (依字首排列)	解釋
033	TP	遊戲英雄裡面的術語，TP 指的是 Teleport(傳送)的縮寫。
034	TMD/尼瑪	TMD 是罵髒話「他媽的」的音譯縮寫。而尼瑪則是諧音粗話「你媽」。
035	T_T	表情符號，代表大哭，「T」的橫線是眼睛，直線是眼淚。底線「_」是嘴巴。
036	UCCU	諧音文，本意是指「你看看你」，多半是嘲笑幸災樂禍的意思。「你看看你」英文搞笑翻譯為「You see see you」，諧音念起來就 UCCU。
037	=w=/	表情符號，表示一個人無言抿嘴舉手。「=」代表眼睛，「w」代表抿嘴。「/」代表舉手。

編號	網路/動漫術語 (依字首排列)	解釋
038	=.= 或 =_=	表情符號，通常代表無言以對的表情。
039	WOW	指的是遊戲「魔獸世界(World of warcraft)」，或是英文諧音語助詞「哇喔」，表示驚嘆的意思。
040	wwwwww	笑う(Warau) 取字頭 w 代表笑或興奮，w 越多就是越好笑或越興奮。
041	XD	橫向表情符號，代表大笑表情。「X」是兩個眼睛瞇起連在一起，「D」是大笑張開的嘴巴。

編號	網路/動漫術語 (依字首排列)	解釋
042	ㄏㄏ/頗呵/ 廠廠	起初是代表「呵呵」微笑之意，沒有攻擊性。但後來引申為對於一些不以為然但又不方便公開評論的事情時，就會用「ㄏㄏ」來暗示對這件事情不予置評。之後進一步演變也有「你這件事實在是頗ㄏ」。另外由於中國大陸「廠」的簡體字就是厂，所以後來也有「廠廠＝ㄏㄏ」的用法。
043	ㄎㄎ/科科	跟ㄏㄏ類似，都是諧音語助詞，但科科比較沒有攻擊性，主要是表達收到訊息、不予置評或不知道該說什麼時候的語助詞。
044	ㄎㄧㄤ	「ㄎㄧㄤ」，原本意指喝醉而意識不清帶有負面意思，現在延伸為比喻玩得很high、很瘋狂的傻樣。

編號	網路/動漫術語 (依字首排列)	解釋
045	丁丁	意思跟「小白」、「腦殘」類似，典故來自卡通「天線寶寶」裡面的角色-丁丁，丁丁常會擺烏龍，在一次網友把遊戲「三國無雙」惡搞的狀況下，讓華陀說出了「丁丁是個人才」，用反襯法諷刺丁丁超沒用。
046	大大	一種網路上對人的尊稱，意近「大人」。
047	大手	一位畫家的作品人氣和銷售量非常高，或是認為他畫技非常棒都可稱為大手。
048	小號/分身	一個玩家在遊戲中有不同角色，其中經驗比較不夠、等級不高或裝備不夠好的角色。
049	小白	罵人白目的意思。
050	小編	粉絲團或網頁的管理者，常是年輕人，許多為約聘、兼職或

編號	網路/動漫術語 (依字首排列)	解釋
		暫時的工讀生。常見的用法包括「我們也不用為難臉書粉絲團的小編，人家也只是領基本薪混口飯吃的年輕人。」
051	エロ	代表「色情」，原因是英文的情色或令人性興奮的形容詞「erotic」轉寫成為日文片假名就是「エロチック」，其中引用了前兩個字就成了「エロ」。
052	口胡	語助詞，本字是「嗃」，也可以寫成「口古月」。相當於「靠」的發洩用語，類似的還有「喵的咧」類似「馬的咧」的意思。對於不懂的人會以為指的是「信口胡說」。
053	孔明陷阱	典故是日本橫山光輝老師的漫畫「三國志」，意指孔明所設下的機關陷阱非常精密狡猾，

編號	網路/動漫術語 (依字首排列)	解釋
		幾乎所有人都會中計。後來被延伸為「就算是孔明也會失算中計的陷阱」，許多玩家會用此來掩飾自己的失誤。
054	中二	罵人有「中二病」的意思。中二一詞源自日本，用來形容一些人活在幻想世界中，有些人會認為自己是神或魔轉世，具有特殊能力或宿命，有些人會做出一些正常人無法理解的言行，由於大都發生在青春期左右（譬如國中二年級），故被稱作「中二病」，但事實上任何年齡都可能發生。例如有些人能夠在人群中，在非角色扮演COSPLAY的狀況下，擺出動漫角色姿勢或裝扮，還毫不羞恥地帥氣大喊其招式名稱，讓眾人感到不解和錯愕，有的人

編號	網路/動漫術語 (依字首排列)	解釋
		就會說這是中二。或者遊戲中的名字取得過於華麗或假文青之感，也可能被稱為中二，譬如名字取為「㊣疝氣ａ落雨無情㊣」、「乂疾風狂狼乂」、「乂幻月遺夢乂」等。
055	不 EY	諧音梗，意指「不意外」。
056	OO 到不要不要(夔夔)的	「不要不要」也寫作「夔夔」，意指「非常」、「有夠」或「超級」的意思，比方說：「這火鍋真是好吃到不要不要的。」「這海鮮真是讚到不要不要的。」
057	牛逼	指的是強或厲害，也可以單單使用「牛」一個字來形容：這哥兒們真是太牛啦！衍生出來的有「裝逼」、「裝牛」等詞彙，就是裝模作樣擺闊。

編號	網路/動漫術語 (依字首排列)	解釋
058	本尊	玩家在同一遊戲擁有不同角色，其中最厲害的角色。
059	白富美	指的女生皮膚白皙、有錢又美麗。常被用來指女性的人生勝利組或男性的理想對象類型。
060	去死去死團	去死去死團，全名為「情侶去死去死團」或「戀愛去死去死團」，由單身男女組成的團體，目的是破壞情侶間氣氛的胡鬧團體。
061	打醬油	跟台語的「搵豆油」，有類似意義。指的是來隨便弄一下，沒有實質貢獻或幫忙。遊戲中可以用來指隊友漫無目的亂晃或是心不在焉，就可以稱他為打醬油的，而非真心想要認真玩好遊戲，後來也衍生「醬油王」這樣封號。

編號	網路/動漫術語 (依字首排列)	解釋
062	正太	源自日語「ショタ」一詞，泛指很可愛的小男孩。
063	兄貴	源自日語「アニキ」一詞，原意是對兄長或者男性長輩的尊稱，之後泛指全身肌肉的健壯猛男。
064	吉	「告」的隱諱表示，「小心我吉你！」
065	回鍋	某個遊戲或動漫很久沒接觸，過一段時間重新回來再度投入的意思。
066	冰的啦！	台語「翻桌啦」的諧音！意思是一言不合要掀翻桌子打架或拚輸贏。
067	吃鍋貼	這是棒球術語，每當台灣職棒代表隊輸了大家常說「雖敗猶榮」，之後諧音引申為「四海遊龍」鍋貼店，更進一步演化成「吃鍋貼」，意思代表輸

編號	網路/動漫術語 (依字首排列)	解釋
		球。比方說「中華隊今天又輸了，今天晚餐怒吃鍋貼！」
068	老鐵	中國大陸東北用語，意思是好朋友，兩人交情如鋼鐵般堅固。
069	吐槽	多指挖苦、諷刺或揶揄的意思。在日本動漫中也有對愚蠢可笑言行提出糾正的意思。
070	有圖有真相	通常為要照片的意思，因為網路上有許多人說自己看到多漂亮的女生但沒有附上圖片或照片，這時候下面就很容易出現民眾留言說「伸圖！」、「沒圖沒真相！」、「有圖有真相！」
071	好兇/脾氣很壞	諧音「好胸」，指某女性的胸部很大很漂亮。之後「好兇」再延伸為「脾氣很壞」。

編號	網路/動漫術語 (依字首排列)	解釋
072	好棒棒	表面上是稱讚好棒，但也有可能是諷刺你真糟糕。譬如：「你考 49 分？真是好棒棒！」
073	宅男	跟「腐女」並非是相對詞，但常被誤用。現今宅男一詞之定義與日本一開始用的「御宅族」意思不同。「宅男」一詞可追溯到2005年8月，當時流行著日本電視劇《電車男》，內容是一個不修邊幅的日本ACG御宅族與美女邂逅的故事，之後有網友引用為待在家裡不出門的人很「宅」，或是整天上網不出門的人是「宅男、宅女」，從這時開始「宅男」一詞開始有獨特用意。然而日文中的「御宅」（おたく，Otaku）原本是尊稱對方

編號	網路/動漫術語 (依字首排列)	解釋
		或者對方宅邸的敬語（您、貴府），早期常被ACG愛好者引以互稱，而成為該族群的代稱（之後因一些負面新聞而產生了貶義），後來擴大泛指熱衷於某種次文化並對其有深入了解的人，例如：「鐵道宅」、「軍事宅」等等。也就是說，「御宅族」無關乎是否待在家裡不出門，而是指熱衷及博精於某些次文化事物的一群人。
074	宅宅	形容人在家裡不接觸外界活動，通常泛指沉迷電玩或動漫的民眾。「宅」一詞源自日文的「御宅族」（Otaku），泛指熱衷於某種次文化並對其有深入了解的人，並非有貶意，譬如「鐵道宅」就是對於火車和鐵道有極度熱忱和深入研究

編號	網路/動漫術語 (依字首排列)	解釋
		的人。然而「宅」一詞在台灣後來轉變具有雙重意義，另外一個意義就是指待在家裡鮮少出門的民眾。
075	坑/掉入坑	形容一頭栽進一個新的興趣，常指太喜愛某部作品或遊戲，就好像掉入了一個無底洞。
076	我也是醉了	一種對無奈、鬱悶的情緒表達方式。通常表示覺得對方不可理喻以及表達自己的不滿。多半用於遊戲中，比方說隊友玩很爛導致大局不利，有人可能會說：「好好一個局面被你玩成這樣，我也是醉了。」
077	囧/冏	表情符號，代表心中無言、眉頭一皺、嘴巴睜大。
078	我的老天鵝	「我的老天爺兒」的諧音梗。
079	放閃	放閃光的縮寫，意思是情侶彼此親熱或曬恩愛放出的強大閃

編號	網路/動漫術語 (依字首排列)	解釋
		光，讓人不敢直視。
080	河蟹/和諧	河蟹意指「和諧」，類似民間術語的「搓湯圓」。典故有幾種說法，一種說法是來自於周星馳的電影台詞「皇城之內的和氣」，代表為了皇宮表面的和諧，粉飾太平或息事寧人，把不好的事情當成沒發生。另一種說法是中國大陸曾推行「和諧社會政策」，但官方所做的事是常把對官方不利的消息都抹滅或遮掩掉。常見的用法譬如「這消息被河蟹掉了。」
081	抱大腿	拍馬屁，比如說抱著主管大腿苦苦哀求。在考試方面用來形容臨時抱佛腳或是想向他人詢問考訊。

編號	網路/動漫術語 (依字首排列)	解釋
082	直到我膝蓋中了一箭	它原本是遊戲《上古卷軸5：天際》裡面衛兵的一句臺詞：「我以前和你一樣也是個冒險家，直到我的膝蓋中了一箭。」（原文："I used to be an adventurer like you, then I took an arrow in the knee."），現在泛指原來很厲害，只是因為經歷某一事件後才變得不厲害，意思有誇大嘴砲之意。
083	拍拖	拍拖是廣東話，意思是交往或約會。例如：「她正跟那位男同學拍拖。」
084	拖台錢	覺得浪費時間，源自於遊戲拖戲造成網咖買台的費用隨時間不斷增加。
085	虐菜	遊戲中高手輕鬆壓制或戰勝菜鳥的意思，可以當作「虐待菜

編號	網路/動漫術語 (依字首排列)	解釋
		鳥」的縮寫。
086	風箏	拖行怪物的技巧，就形同把怪物當作風箏在放，通常用來打正面對戰贏不了的怪物。
087	風向	典故為「牆頭草」，牆頭草風往哪邊吹它就往哪邊倒，因此風向代表「局勢」。後來網路輿論常被有心人士操作，風向就被延伸代表網路輿論的立場。常用的用法像是：「丞相起風了！」代表網路輿論的局勢已經逐漸往一面倒。
088	孩子的學習不能等	多半意指某人的資訊獲得或學習太慢、落伍了。比方說：「孩子的學習不能等，你說的這個我去年就已經知道了。」
089	南八萬	是第一名Number One的音譯，常用的說法像是「台灣南八萬！」

編號	網路/動漫術語 (依字首排列)	解釋
090	神馬	神馬就是「什麼」的諧音詞，2010年網路上走紅的一句話「神馬都是浮雲」指的就是，網路上的一切都如浮雲般虛無飄渺。
091	逆天	有兩種意思，一種就是字面上的「違逆天意而行」，大多用於豪邁氣勢的場景。一種是跟IMBA類似，稱讚某玩家的技術已經是違反天意的存在，譬如：「你玩蓋倫的技術根本逆天啊！」意思是說「你玩蓋倫的技術實在太厲害了！」
092	送頭	把自己的頭送給對手砍，意思多半指協助敵方或是玩太爛，形同自殺的行為。
093	屌絲	指的是男性生殖器官旁邊的毛髮，用台灣鄉民的說法就是「魯蛇」。在大陸網友愛用語

編號	網路/動漫術語 (依字首排列)	解釋
		中，屌絲常用來與「高富帥」比較。好比說：「高富帥配白富美，屌絲只有在旁看的份。」
094	毒品	形容動漫或遊戲太好玩，就跟吸毒一樣。
095	高富帥	或稱「三高男」，指的是「身高高、財富高、加上顏值高」。常被用來指男性是人生勝利組或女性的理想對象類型。
096	討拍	意思是「取暖」，通常指的是網路發文描述自身遇到的問題與內心的難過，希望能得到其他人的共鳴與安慰，類似於現實中，向人訴苦時，另一人會拍拍其背給予安慰。

編號	網路/動漫術語 (依字首排列)	解釋
097	給力	意思是有勁、很棒、很厲害，比方說：「這比賽打得好！你真是太給力啦！」
098	脫魯/脫團	脫離魯蛇狀態，可能是變成高富帥或交到女朋友。脫團指的是脫離「去死去死團」，意指交到男女朋友脫離單身。
099	彩蛋	是指在電影、動畫或書本中所隱藏的訊息或者驚喜，比方說現在 Marvel 系列電影通常在電影播完後，片尾會有一個預告的彩蛋。或者是電影裡面有很多隱藏的訊息或梗，也可以被稱為彩蛋。
100	御姊	源自日本語「御姊」，本義是對姊姊的敬稱，之後泛指為成熟有魅力的年輕女性。
101	砍掉重練	一開始指的是遊戲中角色已經定型或者能力有限，建議玩家

編號	網路/動漫術語 (依字首排列)	解釋
		直接把角色刪除直接重玩一個新的角色，後來延伸為人生一蹋糊塗但是無力改變時，一種挖苦自嘲或諷刺他人的用語，暗指只好重新投胎做人，迎接新的人生才能解決問題。
102	速度	指的是催促「快一點」。
103	馬路三寶	目前泛指在道路上亂開車或騎車的民眾，三寶意思接近「天兵」。
104	耕田/農	緩慢打怪來賺金錢、經驗或寶物被稱為「農」，就跟農夫默默耕耘一樣。
105	掛機/掛網/ 中離	原意指遊戲中掛著不做事的人，或是不在線上的玩家，之後延伸出有玩家沒有啥實質助益時的吐槽說法，比如說：「你又在掛機打混了」。

編號	網路/動漫術語 (依字首排列)	解釋
106	副本	副本就是遊戲的關卡，通常需要組隊才能打贏，以前被稱為地下城（Dungeon）。通常玩家在打副本的時候，是和朋友組隊戰鬥，通常也無法停止或中斷，因此常會延誤其他活動。比方說男朋友對女朋友電話中說：「寶貝我在打副本抱歉不能跟你說太久電話掰掰。」母親要求小孩去幫忙買東西，小孩回說：「媽，我在打副本不能停，大概還要一個小時才能打完！」
107	強國	原意為「強權國家」，但之後網路多以揶揄諷刺中國大陸是強國。
108	鄉民	鄉民的本義是指住在鄉下的人，後來在周星馳電影《九品芝麻官》中有句台詞：「我只

編號	網路/動漫術語 (依字首排列)	解釋
		是跟鄉民進來看熱鬧的！」從此以後「鄉民」便衍生為「愛湊熱鬧起鬨沒獨立思考能力的群眾」，但如今又再度轉變，貶意已較少，泛指網路群眾，比方說：「我只是一個網路鄉民。」
109	萌	「萌（萌え）」是日本用語，被用來表達對作品角色的喜愛，如今被廣泛用來形容「可愛」的意思，比方說「這角色超萌的啊！」
110	森 77	「生氣氣」的可愛說法。
111	補刀/尾刀/ 搶尾刀	許多遊戲在計算擊殺人數或金錢點數時，看的是最後一刀殺死怪物的玩家是誰。很多玩家在一起打怪或與敵陣營玩家對戰時，先是隱藏較厲害的招式，看到對方快死時再使出最

編號	網路/動漫術語 (依字首排列)	解釋
		強招式來搶經驗值、金錢點數或榮譽，而搶奪了前面花費許多心血戰鬥隊友的利益。
112	雷	指的是玩得很爛，就讓隊友玩遊戲就像是踩到地雷一般。
113	單機	指的是不管團隊精神，一個人不合作脫離團隊自己玩遊戲，彷彿一個人在玩單機遊戲而非網路團隊遊戲，導致團隊遊戲成績不好。
114	開台/開實況	指一邊玩遊戲一邊開實況轉播的行為。
115	開外掛	一開始是指遊戲中使用不合規定的外掛程式來作弊，後來也用來泛指一個人很厲害到讓人懷疑他有作弊的可能。
116	開二檔/ 開 turbo	加速、努力熬夜或認真打電動的意思。Turbo 指的是渦輪，通常用來加速用。此外「開二

編號	網路/動漫術語 (依字首排列)	解釋
		檔」的典故來自於海賊王/航海王裡面主角魯夫的招式。
117	塊陶啊	「快逃啊」的諧音，源自於魔獸世界一對父子玩家在一次地震中，儘管地震危險還持續打遊戲，期間因為情況危險緊急，來不及選字，把「快逃啊」誤打成「塊陶啊」，有情況緊急的意思。
118	傲嬌	源自於日語ツンデレ，常指的是「刀子口、豆腐心」、口是心非、外冷內熱、外表高傲冷豔，實際嬌蠻害羞的形容詞。
119	腹黑	通常用來指表面和善溫和，內心卻想著邪惡事情或有心機的人，類似「口蜜腹劍」、「笑裡藏刀」或「笑面虎」。
120	腦殘/腦包	形容沒有腦、白癡。

編號	網路/動漫術語 (依字首排列)	解釋
121	網美/網紅	網路美女/網路紅人的簡稱。
122	敲碗	原意是指拿筷子敲碗，代表迫不及待吃飯的意思，後來被引用來表示對某事物期待或是等到有點不耐煩的意思。例如：「你說好要給大家的圖片呢？（敲碗）」
123	跟 XX 認真你就輸了	意思是不用跟XX認真，或是不要跟XX爭論或吵架，多半指不用跟某人一般見識。
124	銅學	貶意的稱謂，遊戲「英雄聯盟LOL」中最差的遊戲等級是「銅牌五」，「銅學」意思結合了銅牌五和同學的稱呼，意指你的遊戲技巧很差，只有入門等級。
125	實況主	通常泛指開實況直播的玩家或網路美女。

編號	網路/動漫術語 (依字首排列)	解釋
126	滅團	全部隊友都在遊戲中陣亡。
127	葉佩雯	「業配文」的諧音，意指某篇文章或新聞的目的是為推銷某種產品，甚至有時候是炒作假新聞或假議題。有些粉絲團在接受廠商合作案，又不好意思明講自己是拿錢幫忙廣告，會在文章一開始說：「嗨～大家好，我是葉佩雯。」這並不是版主真的叫做葉佩雯，而是代表下面是廠商的廣告文章。
128	新警察	用來比喻新來搞不清楚狀況的「菜鳥」，多半是指不了解動漫文化或網路術語的人。
129	腦波弱	不是罵人，指的是容易受廣告或朋友推薦影響而買東西。
130	領便當	指故事中的角色因為死亡或其他原因下場。用法比方說：

編號	網路/動漫術語 (依字首排列)	解釋
		「這壞人下一集漫畫就會領便當啦！不用擔心！」
131	領 500/五毛黨	諷刺某些人是黨工、工讀生、臨時演員或走路工，出席活動或接受採訪是有拿好處並套好招的。用法比方說：「好啦你不用裝了，可以下去領500。」
132	說好的醬汁呢？	源自動漫「中華一番」中的台詞「所以我說那個醬汁呢？」動畫中小當家與李嚴對決的「龍蝦三爭霸」中，因為李嚴沒有完成醬汁，小當家拒吃他做的料理，並說出「所以我說那個醬汁呢？沒有完成的料理，根本沒有被試吃的必要。」之後被網友引用來指出對方的盲點或缺陷。「說好的OO呢？」

編號	網路/動漫術語 (依字首排列)	解釋
133	銅鋰鋅/捅李星 Cu Li Zn	「同理心」的諧音字。用法包括:「你真沒銅鋰鋅!」或是難度高一點的,用化學元素週期表符號取代,說:「真 Mg Cu Li Zn!(真沒同理心!)。
134	腐女	「腐女子」一詞的縮寫,源自於日語,是由同音的「婦女子(ふじょし)」轉化而來,腐女子的「腐」字在日文有無藥可救的意思,腐女子是專門指對於男男愛情(BL)劇情作品情有獨鍾的女性。
135	躺著也中槍	典故源自周星馳的電影《逃學威龍》的台詞。當時雙方打鬥,一人裝死,另一人手中手槍一歪打到地上裝死的人,被打中的人大喊:「我靠! 躺著都能中槍!」如今泛指無辜受難或受到不必要的牽連。
136	歐爸	韓語「哥哥」的尊稱,也是親密男女之間的稱呼。
137	賣萌	萌的延伸用法,裝可愛或靠可愛當賣點的意思。用法如:「你不要再賣萌了啦!」

編號	網路/動漫術語 (依字首排列)	解釋
138	課金/課長/土豪/ 新台幣戰士	花錢買遊戲虛擬寶物或裝備/常花很多錢玩遊戲的玩家被稱為課長、土豪或新台幣戰士(花很多新台幣)。
139	靠譜	「靠譜」的意思就是靠得住、可信賴、可行性高，可以用來形容人也可以形容事情。
140	樓主	指的是寫文章或網路 PO 文章的作者，也就是台灣網友口中所說的「原 PO」。
141	慶記	台語「子彈」的諧音文，多半用於威脅。比如：「你再不聽話我請你吃慶記糕餅！」意思是威脅對你開槍。
142	廢材/廢柴	罵人廢物的意思。
143	魯蛇	諧音梗，原指輸家 loser，泛指沒錢、沒女友、沒車或沒房的狀況，鄉民常用於自諷用。「本魯今天終於要脫魯了。
144	嘴/打嘴砲	意指一個人誇大不實地吹牛。
145	燃/很燃	很熱血的意思。
146	壁咚	源自日本，指的是一方將另一方逼向牆壁時，其中一方伸出

編號	網路/動漫術語 (依字首排列)	解釋
		手拍擊牆面發出聲響的動作，在動漫或愛情連續劇中，多為一方對另一方告白的舉動。
147	學	「學姊」或「學長」的簡稱。
148	點解	香港話，指的是「為什麼？」
149	鍵盤柯南	指某些網友只憑網路片面資訊，就在電腦前用鍵盤打字推斷案情真相或兇手是誰。可以有褒貶兩意，褒的時候是稱讚你像柯南一樣厲害。貶的時候是諷刺你僅憑著片段資訊就含血噴人或武斷推論。
150	醬	「這樣」快速念的縮寫。常用的類似：「醬怎麼辦？」
151	魔法小卡	指的是花錢的信用卡，用法包括了：「我用魔法小卡解決了我卡關的問題了。」意指花錢買道具或能力來通過之前過不了的關卡。
152	蘿莉/蘿莉控	充滿魅力的未成年小女孩，源自小說 Lolita(蘿莉塔)。蘿莉控則指的是喜愛蘿莉的人。

網路成癮的常見認知

改變認知與想法是成功的一大步

在所有戒癮的治療過程中，改變認知想法是非常重要的關鍵步驟，若個案本身想法偏差或錯誤，將會造成戒治的動機或動力薄弱，讓戒治的效果大打折扣。這可以參照心理學的「正反 ABC 模組」，其中 A 指的是情感 (Affect)、B 指的是行為 (Behavior)、C 指的是認知想法 (Cognition)。

以戒酒為例，如果個案因為酒駕被罰很懊悔愧疚 (A)，進而有了「再這樣下去人生會完蛋」的認知想法 (C)，進而開始進行戒酒的療程 (B)，若是沒有正確的 ABC 模組的步驟，戒酒動機通常有限且不強烈，很難戒酒成功。反過來說，如果個案一開始有個反面錯誤的 ABC 模組，必須先消除他的錯誤認知才容易戒酒成功。比方說我治療過的一位個案，他覺得人生困苦想藉飲酒麻痺自己 (Affect)，他曾經想戒酒，但他認為長期喝酒不會有太嚴重的問題 (C)，因此並沒有認真積極進行戒酒的行為 (B)，這位個案就必須先讓他減少或昇華生活中的悲傷困苦，並適度鼓勵來增加他的信心或成就感，進而減少他喝酒的動機 (A)。並同時讓他了解飲酒其實對於精神心理和身體層面都有極大的負面影響 (比方說失眠或肝炎)，糾正他錯誤的認知想法 (C)，進而才能讓他認真戒酒 (B)。

網路成癮的治療類似酒癮戒治，先讓個案了解常見的錯誤認知，進而更正，治療效果才會好。常見的認知如下表：

網路成癮者常見的認知		
因素	認知想法	舉例說明
獎勵信念	相當重視遊戲中的獎勵	電玩遊戲中的獎勵就跟我人生中任何其他東西一樣真實。
	電玩角色連結	當我的遊戲角色完成某些成就時，我覺得我也成就了那件事。
	沉迷其中	當我沒有在玩的時候，我會一直想遊戲的事情。
		我常常計畫或是想著我需要在遊戲裡做的下一步是什麼。
不良適應	錯誤的成本偏見	一旦我已經投資時間和精力，沒有完成遊戲是很浪費的。
		在遊戲中當我出錯或失敗時，我一定要重新開始和再試一次。
	行為的完成	當我在遊戲中有目標的時候我一定要完成它。
		只有在我完成遊戲或是通過所有的遊戲關卡時才會覺得滿意。
	優先順序	我在做功課或家事前總是先玩遊戲。
	設定規則	我在玩遊戲的時候都會告訴自己再玩幾分鐘就好了，但通常都會玩更久。
		當我想到遊戲還沒完成時，我會覺得不舒服。

網路成癮常見的認知		
因素	認知想法	舉例說明
遊戲自尊	成就感	我對我遊戲的成就感到驕傲。
		如果我沒有玩遊戲，我就是個失敗者。
	正面或負面期待	玩遊戲之後我的心情會變得比較好。
		如果我沒辦法玩遊戲就會覺得很糟。
	控制	玩遊戲時我覺得我更有掌控性。
	脆弱性	網路遊戲情境中是我唯一覺得安全的地方。
		沒有電玩遊戲的話，我沒有辦法處理人生壓力。
	成就	如果完成電玩遊戲或成為電玩大師，我就覺得我很棒。
當成獲得社會接納的方法	社會相關性	那些不玩電動的人，不了解我。
		我只和遊戲中的玩家有人際關係互動。
	競爭	打敗其他電玩玩家，讓我變得比他人更好。
	社交迴避	玩電玩遊戲可以保護我不用跟我覺得不舒服的人和情況接觸。
		玩電玩遊戲可以使我逃避問題跟責任。
	接受和歸屬感	如果我很會玩遊戲，玩家就會注意到我而且把我當一回事。
		其他玩家崇拜和尊敬我的遊戲成就。

評估網路遊戲成癮

知己知彼　百戰不殆

「知己知彼、百戰百勝」，要改善一個問題或疾病，我們必須先了解關於它的更多資訊和道理，許多症狀往往只是一個問題的下游，如果只有不斷處理下游的症狀，效果不佳事倍功半。就好像房屋屋頂漏水，你卻只看到地面淹水，不斷拿拖把擦乾地板，卻沒有去想到地面積水的成因，也不去補屋頂的漏洞，這樣根本沒有辦法解決問題。

網路成癮跟遊戲成癮一樣，你要先了解他成癮的原因、嚴重性、影響程度，才能有通盤考量，進而規劃改善計畫和介入方式。

了解不同的遊戲類型與名稱

了解網路成癮者沉迷的遊戲名稱和類型很重要，因為沉迷不同遊戲，象徵的意義是不同的，同時介入協助的方式也會有微妙的差異，因此適當的了解遊戲種類有助於協助網路遊戲成癮的民眾。在此列出一些常見的遊戲類型讓大家知道和參考。要注意的是，隨著遊戲產業越來越發達，許多遊戲不再局限於單一型態，未來預計會有更多跨領域或類型的遊戲產生。

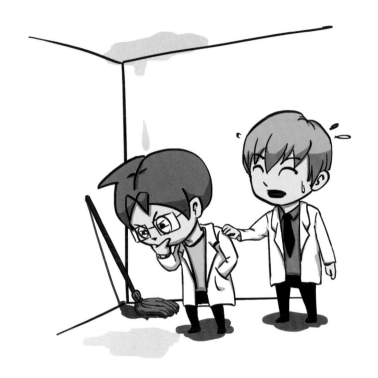

　　網路成癮就好比是家中地板積水，事實上積水是來自於屋頂漏水（現實中生活問題），要由上游修補屋頂漏水，才能根本解決地板積水問題。

轉珠遊戲：

- 早期是類似「俄羅斯方塊」的遊戲，後來演化成以各式各樣不同圓珠來當作堆疊的遊戲，玩家可以利用不同的堆疊方式造成效果，進而讓遊戲進行，如「神魔之塔」或「龍族拼圖」。

推塔遊戲 (Tower Defence Game)：

- 以摧毀敵對陣營主堡或基地為獲勝條件的遊戲，如「英雄聯盟」或「傳說對決」等。

角色扮演遊戲 (Role play game，簡稱 RPG)：

- 玩家扮演遊戲中的某群角色在某個世界進行冒險的遊戲。這類遊戲因為有故事說明、人物對話、角色技能、裝備等設定需要使用文字介面，如「仙劍奇俠傳」、「太空戰士」。

大型多人上線角色扮演遊戲 (Massively multiplayer online role-playing games，簡稱 MMORPG)：

- MMORPG 是早些年前最流行的線上遊戲，他類似 RPG，玩家會扮演虛擬世界中的特定角色。整款遊戲通常可以容納成千上萬的玩家同時上線，因此就玩家離開遊戲後，伺服器中的虛擬世界仍持續運行，模擬真實世界。如「魔獸世界」、「天堂」、「仙境傳說」等線上遊戲。

模擬遊戲（Simulation game，簡稱 SLG）：

- 模擬各種狀況的遊戲。主要大致可分為戰略模擬跟策略模擬，前者如「三國志」、「機器人大戰」這類棋盤格遊戲，後者就如「模擬城市」與「開心農場」等。

冒險遊戲（Adventure game，簡稱 AVG）：

- AVG 是電子遊戲中的最早的類型之一。此類型遊戲多是採用文字和畫面來呈現，依據玩家選擇的指令來行動，強調故事的線索發掘及劇情發展，主要考驗玩家的觀察力和分析能力。該類遊戲有時候很像角色扮演遊戲(RPG)，但不同的是，AVG 中玩家操控的遊戲主角本身的等級、屬性能力一般是固定不變且不會影響遊戲的進程。目前常見的類型包括「戀愛冒險」跟「解謎冒險」兩類型遊戲，戀愛冒險遊戲代表作就是「同級生」或「純愛手札」等，解謎冒險則以各類密室逃脫遊戲或推理遊戲為主。

動作遊戲（Action game，簡稱 ACT）：

- 它強調玩家的反應能力和手眼協調，ACT 的劇情一般比較簡單，主要是透過熟悉操作技巧就可以進行遊戲。這類遊戲通常較有刺激性，情節緊張，聲光效果豐富。早期多半指的是橫向捲軸遊戲，隨著遊戲進行畫面會像卷

軸一樣持續鋪展開，如「超級瑪莉」、「音速小子」、「洛克人」、「魂斗羅」及許多飛機射擊遊戲等。現在由於電腦技術發達，場景已經由 2D 橫向卷軸發展到 3D 立體場景，遊戲也就更複雜，包括「三國無雙」等戰鬥遊戲。

對戰格鬥遊戲（Fighting game，簡稱 FTG）：

- 玩家選擇角色，在特定場景彼此打鬥的遊戲，以打倒對方角色為最終勝利，通常為回合制。如「快打旋風」、「侍魂」或「格鬥天王」等。

第一人稱視角射擊遊戲（First person shooter，簡稱 FPS）：

- 是以第一人稱視角來進行的射擊遊戲，如「CS(Counter Strike 絕對武力)」、「鬥陣特攻」等。

即時戰略遊戲（Real-time Strategy，簡稱 RTS）：

- 顧名思義，遊戲的過程是即時進行而不是採用回合制。通常，標準的即時戰略遊戲會有資源採集、基地建造、科技發展等元素。在玩家指揮方面，即時戰略遊戲通常可以獨立控制各個單位，而不限於群組式的控制。如「世紀帝國」、「紅色警戒」或「星海爭霸」等。

成人向、限制級的遊戲（H-game）：

- H 指的是 Hentai，是從日語的變態（変態）一詞借代而來，多用來概括日本的色情事物，與前幾項遊戲類型可以重疊屬性，比方說之前提到的「同級生」，他同時是文字冒險戀愛遊戲 AVG 也是 H-game。其他包括「電車癡漢」或「尾行」等。

虛擬實境遊戲（Virtual reality，簡稱 VR））：

- 虛擬實境是目前當紅議題，主要是因為電腦科技的發達，搭配視覺設備，已經能夠讓玩家彷彿親身經歷身處在遊戲世界中。在這些遊戲中玩家身歷其境，可以及時、沒有限制地觀察 3D 空間內的事物。當玩家移動時候，電腦也可以立即進行複雜的運算，將精確的 3D 世界影像傳回玩家的視覺投影設備，產生逼真的臨場感。這類型遊戲可以跟以上所有類型遊戲重疊使用，如「VR 女友」就是同時是 VR 遊戲、又是 AVG 遊戲也是 H-game 遊戲。

遊戲時間

遊戲時間的評估，可以從三部分來看：

1. 【**實際花費時間**】：比方說每天花多久時間在玩那個遊戲。

2. 【**廣泛花費時間**】：包括為了玩遊戲準備所花的時間（去超商買點數、買好的電競配備、買高畫質螢幕或顯示卡）與玩遊戲的時間總和。

3. 【**佔據時間比例**】：如果一個人一天除了上班、吃飯和睡覺，只有三小時空檔，他卻全部花費在電玩遊戲上。嚴重性甚至會比放寒暑假的學生，一天花四小時在遊戲上還嚴重，因為學生可能只花費他一天空閒時間的 1/2，而前者是幾乎花費了所有的空檔時間。

遊戲花費

當發現自己過度花費金錢於遊戲上時，就是一個失控的警訊。跟過去不同的是，許多遊戲已不再是「單機版」電腦遊戲，一次購買整套遊戲玩到飽，現在大多是線上收費，包月、買點數或甚至免費，但免費遊戲反而讓玩家花更多的金錢。俗稱「免錢的最貴」。

因此如果家長察覺小孩金錢的使用支出大幅增加，不妨關心一下是否是因為購買網路遊戲點數造成的。目前關於遊戲點數的詐騙集團非常多，也需要小心慎防。

遊戲影響層面

1. 【生活】：是否造成生活失衡、少了適當運動或其他健康休閒娛樂。

2. 【學業】：成績是否下滑、是否不及格、是否翹課或被退學。

3. 【工作】：是否造成工作不順利、工作分心、工作精神狀態不佳或甚至因此被炒魷魚。

4. 【人際關係】：是否有因為沉迷電玩造成現實生活中人際關係的損害或疏離。

5. 【健康】：是否因為長期使用手機或電腦，造成近視、肥胖、心血管疾病、脊椎側彎、椎間盤凸出等問題。

6. 【金錢】：是否有大量金錢支出而造成三餐不繼或經濟窘迫，甚至為了要拿更多錢投入網路遊戲鋌而走險或進行非法行為。

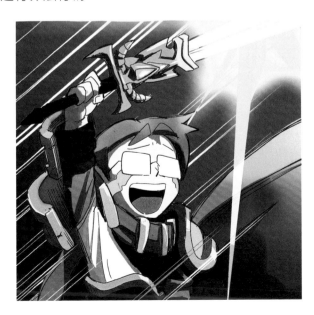

目前較著名遊戲 （部分遊戲橫跨多個平台）

電腦遊戲	
魔獸世界 WOW	絕地求生 PUBG
暗黑破壞神 Diablo	星海爭霸 Starcraft
流亡黯道 Path of Exile	英雄聯盟 LOL
鬥陣特攻 OVERWATCH	新瑪奇英雄傳
救世者之樹	我是創世神 Minecraft (麥塊)
黑色沙漠	要塞英雄 Fortnite
劍靈 Blade & Soul	誅仙
地域傳說 Undertale	返校 Detention

手機遊戲	
怪物彈珠 Monster Strike	傳說對決 Arena of Valor
王者榮耀	精靈寶可夢 GO Pokemon Go
全民槍戰	第五人格 Identity V
陰陽師 Onmyoji	決戰！平安京
戀與製作人	爐石戰記
神魔之塔 TOS	少女前線
部落衝突 COC	龍族拼圖
LoveLive ！學園偶像祭	碧藍幻想
夢王國與沉睡中的 100 位王子殿下	地下城物語
偶像大師灰姑娘	白貓 PROJECT
Fate/GO	荒野行動
食之契約	石器時代
BanG Dream	天堂
在茜色世界與君詠唱	仙境傳說 RO
青蛙旅行	貓咪大戰爭
我要活下去 Free Fire	崩壞 3rd

其他遊戲主機平台	
獵車手 GTA (PS)	魔物獵人 (PS)
薩爾達傳說 (Switch)	漆彈大作戰 (Switch)
惡靈古堡 (PS)	女神異聞錄 (PS)

其他遊戲主機平台	
底特律：變人 (PS)	瑪莉歐奧德賽 (Switch)
黑暗靈魂 (PS)	血源詛咒 (PS)
異度神劍 (Switch)	最後一戰 HALO (Xbox)
尼爾：自動人形 (PS) NieR：Automata	刺客教條 Assassin's Creed(PS)

遊戲平台/機台

　　遊戲的平台類型，會影響使用者的生活型態，長期玩手機遊戲的人，因為手機攜帶方便，他可能會無時無刻都在玩，輕微就失去瀏覽周遭風景的興致與機會，嚴重則危害到交通安全、自身安全或是長期低頭造成頸椎椎間盤突出或壓迫。

　　如果是 PS、Wii、Switch、VR 或 Xbox 等遊戲主機，遊戲主機的花費就要上萬，此外這類機型通常需要接電視螢幕和把手，因此大部分這類型的玩家會在家中玩樂，與手機玩家不同。

遊戲場所

　　遊戲場所相當重要，一個玩家如果長時間沉迷遊戲，他在家裡玩，或在網咖玩，會有相當大的差別。

　　我受邀演講網路成癮主題時，常會叮嚀所有的師長和家長，如果小朋友有網路成癮的問題，切莫完全禁止他們在家玩遊戲，因為這很有可能會讓他們偷偷跑去網咖玩。網咖人來人往，組成份子相當複雜，甚至是幫派分子吸收青少年的地方，因此與其讓他們可能會接觸這些危險因素，不如讓他們在家裡玩，至少能夠了解以及監督他們的使用狀況。

家人對於玩遊戲的看法

通常青少年的網路成癮現象，跟家中父母對於青少年玩遊戲的看法有密切關聯。父母的看法可以分為：

- 完全不能用手機和電腦。
- 可以用手機和電腦，但禁止玩遊戲。
- 可以玩遊戲，但只有周末放假時才能玩。
- 可以玩遊戲，但每天限制遊戲時間。
- 可以玩遊戲，但只有上學時不行，其他時間可以。
- 可以隨時玩遊戲。
- 鼓勵玩遊戲成為電競選手。

臨床上常見到的情況是，「過度禁止」及「過度放縱」小朋友玩手機或網路通常都是不好的，應該給其適當使用及教導如何正確使用。讓他們理解網路是工具、遊戲是打發時間的消遣，經營真實人生才是最重要的，而且同一時間要學會抵抗誘惑和學會自律。

另外一個家長常犯的就是本身「錯誤示範」，有時候我們要求孩子不要玩遊戲、碰手機，自己卻不斷在許多場合滑手機，如此「說一套、做一套」，很難讓孩子信服和遵守家長的要求。

當然偶有特例，我也遇過一位小朋友曾經打電動打到全國前幾名，還拿了比賽優渥獎金，家長也鼓勵其繼續投入電競產業。只要玩遊戲不戕害身心健康，並有好的生活規劃和自我認知，這也是條精彩的人生道路。

【錯誤示範】

（想看更多精彩漫畫，歡迎購買漫畫【醫院也瘋狂】。）

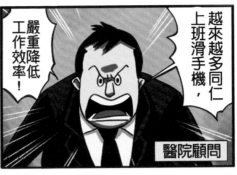

越來越多同仁上班滑手機，嚴重降低工作效率！

醫院顧問

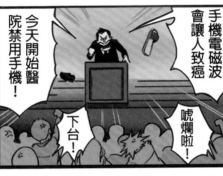

手機電磁波會讓人致癌

今天開始醫院禁用手機！

虎爛啦！

下台！

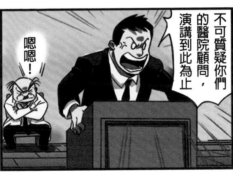

不可質疑你們的醫院顧問，演講到此為止

嗯嗯！

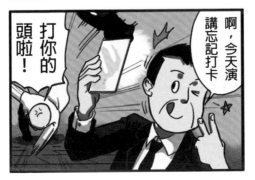

啊，今天演講忘記打卡

打你的頭啦！

免錢的最貴？

　　手機遊戲除了小額付費購買完整版遊戲之外，免費的手機遊戲更是大行其道，免費遊戲（Free-to-play，簡稱 F2P），泛指那些可以免費下載的遊戲。

　　然而，這類遊戲通常不是真的免費，開發商會設計各種機制或商城向玩家索取費用，俗稱「課金」。像是賣「虛擬寶物」就是一例，玩家可以掏腰包來購買遊戲的神兵利器，或是利用特殊道具來增加經驗值獲取效率，有的遊戲廠商還會在遊戲中安插廣告來收取廣告費。對開發商來說，免費遊戲無疑是一棵搖錢樹，甚至讓玩家花費更多的金錢，導致遊戲開發商爭相效仿，「免錢的最貴」遊戲風潮，是當今的一股狂潮。

　　過去的遊戲界採用「先付費後享受」的機制，玩家必須掏錢將遊戲一次買斷。這類遊戲的優點是開銷一勞永逸，沒有後續的付費問題，缺點是將預算不夠或是興趣不大的玩家給擋在門外，就算有雜誌和網路試玩版的推銷，效果也相當有限。

　　免費線上遊戲則是反其道而行，採用「先享受後付費」的原則，而且遊戲的取得方式和硬體需求都不高，藉由免費為號召來衝高下載率，擴大玩家族群，隨後再以 VIP 權限或是商城

道具等販售機制向玩家收取費用，讓玩家購買裝飾品或是神兵利器等等，讓玩家能夠透過付費方式來獲得更好的能力、外觀或成就。

藉由消費讓付費與非付費玩家間的遊戲實力越差越多，形成一種付錢越多的人越容易贏的狀況，想要贏的玩家只好掏出腰包來付費購買好一點的道具或能力。但如果一個遊戲只有花費大量金錢才能盡興玩也難以將玩家留下，因此「運氣及機率」的成分被加入遊戲之中。就像是花錢買彩券或樂透一般，非付費玩家有一定的機率能夠抽到大獎而獲得極好的能力或道具，讓玩家也能享受這些額外又刺激的驚喜，令玩家深陷在遊戲中無法自拔。

常見的遊戲課金手法

首先我們應該理解的是商業製作的「免費」遊戲為了回收成本一定需要收入來源。本段落讓你更清楚了解遊戲廠商如何榨乾你的荷包，也讓你避免掉入花錢陷阱。

1. **限制行動**：最常見的鼓勵課金方法就是限制玩家的行動或能力數值。一般遊戲大多有行動力、體力、戰鬥力等數值，玩家玩了一段時間後，可能會開始出現體力不足或魔力不夠

的情況，這時候畫面就會出現提示建議你購買藥水或道具回復生命力或魔力，解除限制行動的痛苦。一些心急或者沒太多時間的玩家很容易就會因此花費。

2. **不斷提醒：**有一些遊戲會在遊戲中不斷提醒玩家可以花錢，消耗玩家的自制力，如果不斷持續廣告，有可能玩家會一時受到誘惑而花錢購買遊戲中廣告推銷的商品。

3. **煽動對戰：**人類喜歡在遊戲中競爭，因此遊戲廠商也看準這點，透過各種對戰讓玩家爭取高排名。由於名額有限，很多遊戲只有花錢買道具才有機會達到高排名。玩家可能一開始只打算輕鬆參與，可是隨著戰情白熱化，不知不覺中就為了想要贏而開始花錢。另一個類似方式是遊戲會要求玩家收集一定數目的「物品」，這些物品當中有些需要從其它玩家身上搶回來，如果想快點搶到足夠的物品，廠商提供購買能增加能力的道具或藥水。至於不想被搶走身上物品的玩家，廠商也同時提供保護或防守的道具，兩邊都需要花錢！

4. **收集全套：**最經典的手法當然不得不提「收集全套轉蛋」。透過鼓勵玩家收集全系列的卡牌，玩家不知不覺中就會連續花錢，金額甚至可以高達數十萬。雖然日本政府後來宣佈這種手法是犯罪，可是營運商聰明地想出了規避法律的方法。

他們讓玩家花錢到一定數目後就可以直接抽到想要的卡牌。
問題是這個金額可能需要花到 10 萬日圓。因此慫恿玩家課
金的行為仍然存在。

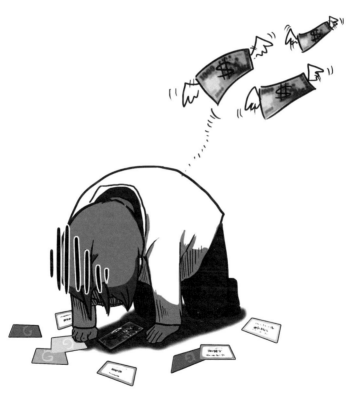

網路遊戲常會讓玩家不知不覺中花費大量金錢而
不自知。

網路遊戲花錢概論

台灣網路遊戲消費力很驚人

　　網路遊戲消費是不容小覷的重要議題，市場調查公司 Newzoo 於 2017 年公布全球遊戲市場消費排名，報告顯示台灣人在遊戲上光是 2017 年的 1~4 月共四個月就消費了約 10 億美元（約新台幣 308 億元）！排名全球第 15 名。 Newzoo 也預估 2018 年全球遊戲市場營收將達 1379 億美元（約新台幣 4.13 兆元）！相當驚人。

從自制力原理分析大腦如何壓抑花錢慾望

　　從人類行為學的角度來解釋的話，自制力是一個「可再生，但有限的資源」。美國愛荷華州立大學（Lowa State University）研究人員曾透過功能性核磁共振攝影（fMRI）的方式來記錄不同情況時，人類腦中各部位的活躍程度，並藉由這些資料來做出關於大腦對自制力的相關研究。在說明之前，要先介紹人類大腦中關鍵的兩個部位：

· **前扣帶迴（Anterior Cingulate Cortex）**：負責控制目標導向行為，也就是指出問題在哪裡，並且進行決定的部分，核磁共振顯示這個區域可以持續的保持活躍。

- **背外側前額葉（Dorsolateral Prefrontal Cortex）：**
  與進行計畫、抉擇、記憶及語言功能有關，一般被視為主導人類認知管控的部份，也就是自制力。

　　根據愛荷華州大學的研究，大腦中負責控制自制力的背外側前額葉，其相較於前扣帶迴，僅能在一段時間內維持活躍。如果簡單地解釋人類使用自制力的流程，大致上可以分為以下幾個步驟：

　　出現問題 → 前扣帶迴指出問題和應對方式 → 判斷哪些決策會導致負面效果→ 對背外側前額葉要求相對的自制力 → 背外側前額葉運作自制力→ 人產生「想做衝動的事，但是應該做對自己有益的選擇」的想法。

　　研究發現經過一定次數的循環後，雖然背外側前額葉還是會持續運作，但活躍度會越來越不集中，也就是「逐漸喪失自制力」。

自制力會被消耗

　　許多研究都指出當人類要執行需要自制力的行為時，會有「自我耗盡（Ego depletion）」的現象，例如以下幾個研究：

實驗 1- 叫你不要看還看

　　明尼蘇達大學的研究，實驗中共有兩組人，第一組設下一個簡單的限制，要求這組人發揮自制力不要看在螢幕下方的一

行字 (任意內容)，另外一組人則無任何限制。之後同時給兩組人一張含鐘錶，汽車等產品的清單，問實驗對象願意在該項目花多少錢購買。實驗結果顯示，要求使用自制力的對象中 (被要求避免觀看螢幕下方字的那組) 願意花更多的錢來買東西 (平均 30 美元)，對照組花費是 約 22 美元。這實驗在某種程度上驗證了自制力是會被耗損，且會影響之後的消費行為。

實驗 2- 忍耐會消耗自制力

　　美國佛羅里達州立大學心理學教授羅伊·鮑麥斯特（Roy Baumeister）利用香噴噴的餅乾研究意志力與能量的關聯。

　　學生們（該實驗的受試者）走進實驗室時全都飢腸轆轆，因為在此之前他們被禁止吃東西。而現在，他們正處於一個瀰漫著現烤巧克力脆片餅乾香味的房間裡。這些學生在桌子旁坐下，桌上放了三種食物：餅乾、幾片巧克力，以及一碗蘿蔔。有些人可以吃甜點，其他比較不走運的人就只能吃生蘿蔔。鮑麥斯特的研究人員把學生們獨自留在實驗室，再從一個隱藏的窗戶偷偷觀察他們。那些被規定只能吃蘿蔔的人顯然對眼前的誘惑很掙扎。很多人都是盯著餅乾看了許久，然後才心不甘情不願地把蘿蔔吃下去，有些人則是拿起一片餅乾聞一聞那美好的現烤滋味。但沒有人偷吃那些禁止取用的食物。

　　接著，研究人員將這些學生帶到另一個房間，給他們幾道幾何試題。學生們以為自己要接受智力測驗，但其實這些試題

都無解。那些可以吃餅乾和甜點的人通常花二十分鐘回答試題，而同樣餓著肚子卻沒有東西可吃的對照組受試者也一樣用了二十分鐘解題。然而，那些深受誘惑卻只能吃蘿蔔的學生才八分鐘就投降了。他們是抗拒了甜點的誘惑沒錯，但經過那一番煎熬後，他們也沒剩多少精力解題了。他們正經歷了「自我耗盡（Ego depletion）」的效應。

遊戲的可怕陷阱

那這些研究跟玩家們又有何關係呢？比方說長時間玩遊戲時，遊戲會持續發送各種可以讓你輕鬆解決問題的各種方式，包括付費買道具等。剛開始時玩家的大腦會努力克制花錢買道具來輕鬆過關的想法，然而隨著誘惑的時間越來越久，背外側前額葉中能產生的自制力就會逐漸被耗盡，之後就比較容易「手滑」花錢購買商品或道具，許多遊戲業者就是抓緊了這樣的原理賺進可觀的營收。

以遊戲《英雄聯盟》來說，雖然角色造型並不會增強人物的能力，但是看到稀有或好看的造型時，想要擁有的需求會持續耗損自制力，之後會讓玩家更容易付錢購買該角色造型。此外被自己沒有的英雄角色打敗時，想購買該英雄的需求也會消耗大腦的自制力。

許多遊戲也經常透過每日重複的任務，來吸引玩家持續玩遊戲，這樣的手段可以讓玩家有更多的機會消耗自制力，進而

產生消費行為。

　　此外節奏短，可以長時間連續玩的遊戲，也是讓免費遊戲模式更成功的要素。玩家是否經常在通勤或是等待他人的時間中打開手機呢？這些習慣的養成再配合上手機遊戲商業模式，可說是近年手機遊戲發展迅速的原因之一。

你有我也要有！遊戲的炫耀性消費

　　對「理想」的免費遊戲模式來說，商城能買的東西不能破壞遊戲平衡。如果一堆用金錢堆疊出來的強大玩家在遊戲中跑來跑去，不是容易令其他沒花錢的玩家生氣遊戲設計不平衡嗎？不過商城裡賣的東西既然都是裝飾或造型的「非必要商品」，那為什麼還有這麼多人買呢？

　　遊戲內的許多消費行為的目的並不是為了生存，而是滿足虛榮和自尊，這沒什麼不正常的，例如現今人類的服裝為了保暖為目的而專門設計的並不多，大部分服裝設計多聚焦於外型及美觀。現代的飲食習慣也早就不只是單純補充營養的用途，往往還要美味或新奇。

　　根據移民美國的經濟學家托斯丹·范伯倫（Thorstein Veblen) 在 1899 年出版書籍《有閒階級論》（The Theory of the Leisure Class），書中描繪社會中衣食無缺的富裕人們，經常會透過炫耀性消費來進行比較，而其他階級的人們也會透過

完成類似的消費行為來進行仿效。

　　炫耀性消費的主要概念就是消費者欲透過炫耀性消費來展現自己富裕的一面，更重要的是彰顯自己的社會地位。炫耀性消費所購買的物品或服務，一般上都是比較昂貴，簡單而言，這些消費的重點是在於謀求某種社會地位。在遊戲裡面，造型雖然沒有直接的功能，但可以讓別人看到，達成「炫耀性消費」的目的。同時若是其他玩家也喜歡這個造型的話，自己也變成考驗其他玩家自制力的一環，時間久了以後他們也會買造型去誘惑別人，久而久之炫耀性消費在遊戲中就變成常態了。

遊戲用代幣讓你花錢不自知

　　根據重複曝光效應（Mere Exposure Effect）的研究指出，人會賦予常接觸的東西較大的價值。像是我們日常生活中常用的金錢是「新台幣」，我們就能清楚體會到多少新台幣的價值性，比方說「50 元等於一杯飲料」、「80 元等於一個便當」等。而許多遊戲商城，為了讓玩家花錢如流水，它們會用自己的代幣，比方說要購買英雄聯盟裡面的點數，就要使用「貝殼幣」。將這些消費模式換成不同的符號、數值或點數，能夠讓玩家脫離現實世界的金錢觀，進而花費更多。

　　譬如玩家在遊戲中花了 100 遊戲代幣覺得不多，但是花錢的當下沒意識到現實中一遊戲代幣等於 100 元新台幣，等於現

實中這位玩家總共花了一萬元！

　　這種現象不只發生在遊戲中，以賭場為例，賭客把現金換成籌碼的瞬間好像都換上了新的價值觀，個性保守的人若不自覺，到賭桌也容易豪氣地下注。這就是「重複曝光效應」解釋為什麼我們花不熟悉的幣值沒那麼明顯的感覺。

花錢與自制力的戰爭

　　上面的各項研究資料，告訴我們人類的大腦擅長指出需求，但不擅長自我控制。因此遊戲公司也設計了不同的機制、活動或「陷阱」，來鼓勵玩家持續消費。

　　由於自制力是項有限且可再生的資源，因此只要有適當的休息，避免自己持續處於「需要消耗自制力」的環境裡面，就能讓自制力自然回復，健康地面對遊戲內的誘惑，進而做出較為理性的選擇。簡單來說，避免長時間使用網路，適當休息，就能夠改善不當花錢的狀況。

　　此外清楚自己的真正需求、反覆提醒遊戲中消費等值於多少台幣，也有助於控制自己在免費遊戲中的花費。

　　看到這裡，坐在電腦前的你，在免費遊戲中花過多少錢呢？除了這些還有什麼原因會想讓你買商城裡的東西呢？

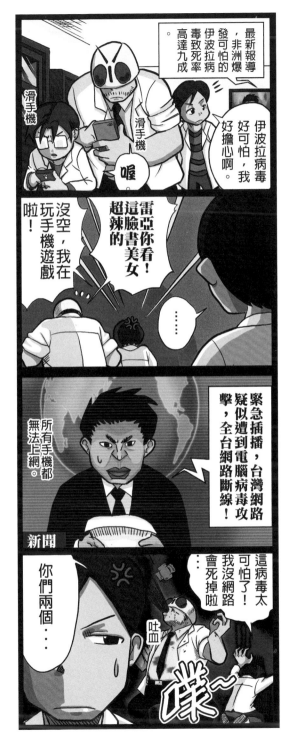

【恐怖病毒】

（想看更多精彩漫畫，歡迎購買漫畫【醫院也瘋狂】。）

網路成癮 VS 網路遊戲成癮

兩者之比較

　　根據 2014 年匈牙利的一篇研究，內容認為網路不當使用 (Problematic Internet Use，簡稱 PIU) 與網路遊戲不當使用 (Problematic Online Gaming，簡稱 POG) 兩者不盡相同，研究指出，網路成癮包括了上網打電動、上網交友、上網購物和上網社交等。而網路遊戲成癮僅包含了上網打電動，這兩者應該分開討論。

　　這篇研究調查了 2073 位民眾，平均年齡是 16.4 歲。結果指出，網路已經是常見的使用工具，網路遊戲成癮的個案人數，比網路成癮還少。兩者皆會造成問題行為和不良後果，也都跟憂鬱症狀有些關聯。但兩者最大的差異在於「性別」。網路遊戲成癮的個案大部分是「男性」，而網路成癮和網路遊戲成癮兩者都有可能有部分憂鬱症狀。

賭博成癮，還是網路賭博遊戲成癮？

　　這是個很有趣也很難回答的問題，人們會上網玩賭博遊戲，比方說網路撲克牌、麻將或賽馬遊戲，也可能在現實生活中賭博，但如果一個民眾在網路上玩賭博遊戲不可自拔，他究竟是網路賭博遊戲成癮，還是賭博成癮？還是網路成癮？其實我們就看

他現實生活中的狀態就可以協助我們判斷。

　　如果一位民眾在網路上賭博、現實也嗜賭如命，甚至因此傾家蕩產、家破人亡，那可以說他的症狀比較偏向現實的「賭博成癮」，在網路上玩賭博遊戲，只是藉由網路方便的管道來進行已經成癮的賭博行為。

　　反之如果一位民眾，現實中拘謹不賭博，但只有在玩網路賭博遊戲的時候卻會無法控制的投入過度的時間和金錢，因此對於日常生活有極大的不良影響。那我們可以認為這位民眾有「網路賭博遊戲成癮」的現象。

　　區別這兩者之間的不同其實相當重要，因為這些資訊可以提供給我們關於這位民眾主要的核心問題所在，進而介入改善。比方說現實賭博成癮的民眾，我們會盡量避免讓他去賭場，如果是網路賭博遊戲成癮的民眾，這當然沒用。

　　不過也必須了解的是，一個人也可能同時罹患「網路賭博遊戲成癮」和「賭博成癮」，需要審慎評估。筆者過去曾治療過一位職棒簽賭的民眾，會來就醫是因為他除了現實中簽賭外，還迷上了用手機軟體 APP 來進行職棒簽賭，也因此傾家蕩產，後來得了憂鬱症來就醫求助，這位民眾的核心問題就在於簽賭，而手機軟體和網路只是加強了賭博成癮的嚴重性，因此要優先介入處理的應該是病態性的賭博行為和認知。

網路成癮的類型

網路成癮的類型依使用內容加以區分，可分為 4 大類：

1. **【網路色情成癮】**：深受網路上與性相關的網頁內容所吸引，或沉溺於網路上的情色活動。

2. **【網路關係成癮】**：沉溺於網路上的人際關係活動。

3. **【網路強迫行為】**：包括沉溺於網路遊戲、網路賭博、網路購物與交易等活動，其中「網路遊戲成癮」是目前醫學界密切關注的部分。

4. **【網路資訊成癮】**：沉溺於網路資訊的搜索與收集之活動。

各類型成癮之中以「網路強迫行為」的問題最受到關切，在臨床實務經驗上也顯示，網路成癮者的成癮行為，有可能會橫跨兩種類型以上。

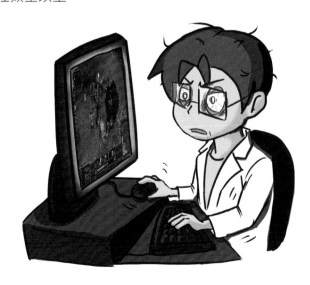

網路遊戲成癮

前言

網路遊戲疾患 (Internet gaming disorder) 被收錄於精神醫學的教科書「精神疾病診斷與統計手冊第五版 DSM-5」中，是目前世界上最被廣泛接受的診斷準則。但目前 DSM-5 中也註記，未來仍有待更多的研究來探討與分析。

2018 年 1 月，世界衛生組織 (WHO) 也宣布正式將網路遊戲成癮症列為心智疾病，台灣衛生福利部也宣布將跟進。

特徵

網路遊戲疾患的症狀在於過度持續使用網路遊戲，導致漸進地失去自我控制而耗在遊戲當中、產生耐受性和戒斷症狀，類似於物質濫用疾患的症狀。如同物質關聯疾患，患有網路遊戲的個案持續坐在電腦前並投入網路遊戲活動而忽略其他活動。這些人每天花費許多時間在網路遊戲中，一週超過三十小時。

網路遊戲以團隊網路遊戲為典型。這些遊戲包括了複雜的社交互動，像是合作、競爭和交流。參與的玩家可能來自全世界，同儕的吸引效應鼓勵了玩家持續參與遊戲。也因此玩家容易忽視自我、家庭乃至職業上的責任。

當個案被問到使用電腦的主要理由是什麼時，最可能的答案是「無聊」，而不是為了交流或搜尋資訊。

　　若將這些人置於無網路的環境當中，個案會感到躁動不安和憤怒。患者通常能長時間投入遊戲而不用進食或睡眠。忽略日常生活，如荒廢課業、工作或家庭等責任。

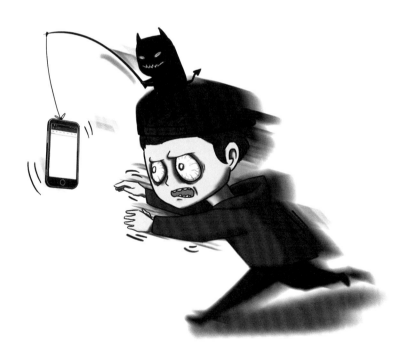

網路遊戲成癮的診斷準則

因持續過度使用網路遊戲，導致生活上顯著失能或痛苦，在過去一年當中，具有 5 項以上的下列症狀者極有可能就已經罹患了網路遊戲成癮：

1. 全神貫注投入於網路遊戲。(個案不斷思考前一場的遊戲或期待下一場遊戲；網路遊戲變成日常生活的主要活動)
2. 當網路遊戲被剝奪時，產生戒斷症狀。(典型症狀包含了易怒、焦慮或悲苦難過。)
3. 耐受性 - 需要花費更多的時間投入網路遊戲。
4. 曾多次試圖減少玩遊戲的時間或次數卻屢次失敗。
5. 除了網路遊戲以外，對先前的嗜好和娛樂完全失去興趣。
6. 儘管已經意識到有身心問題或社會功能受損，仍持續過度使用網路遊戲。
7. 欺瞞家族成員、治療師或其他人，關於自身沉迷網路遊戲的使用時間。
8. 使用網路遊戲達到逃離或紓緩負面情緒。(例如：無助感、罪惡感或焦慮)
9. 曾經因為參與網路遊戲而危害或失去重要關係、工作、就學或就業機會。

注意：只有非賭博性的「網路遊戲」被包含在此疾患。若
是因為商業或專業需要而持續使用網路則不算。比方
說電腦工程師每天都要打電腦，電腦遊戲測試員每天
工作都要玩遊戲。

危險因子

目前認為會影響網路成癮的危險因子包括以下幾點：

1. 環境中若能輕易取得電腦、手機或網路遊戲，風險較
   高、預後較差 (見補充)。
2. 青少年男性風險較高。
3. 亞洲人風險較高。
4. 家庭中有人罹患網路成癮，其家人網路成癮的風險也會
   較高。

補充：預後 (Prognosis)：是一個醫學名詞，指根據病人當
前狀況來推估未來可能的結果。

共病症

網路遊戲成癮常會一同出現的共病疾患包括了：

- 憂鬱症
- 注意力不足過動症 (ADHD)
- 強迫症
- 焦慮症
- 社交畏懼症
- 思覺失調症

盛行率

網路遊戲疾患的盛行率尚未完全確立，因為問卷、診斷標準和門檻的使用尚未統一。但是在亞洲國家中的 12-20 歲男性有最高的盛行率。

亞洲國家 (尤其南韓與中國) 有許多的個案報告和研究，而歐洲和北美地區比較少案例報告。有亞洲區的調查研究指出，在 15-19 歲的青少年當中男性盛行率為 8.4% 與女性盛行率為 4.5%。

補充： 表示某個時間點，患某病的所有病例數佔全人口數的比例。盛行率 = 其時間點（或期間）所有現存病例數 / 同時期平均人口數。

網路使用與濫用

網路能提供許多機會，讓人類方便尋找資源、資訊和有興趣的事物，甚至用來交友、賺錢或享受自己的第二人生 (Second life)。

然而有些人利用網路來進行詐騙、盜用、散播不良訊息或過度使用都可能會造成許多問題，這些都可以廣泛被稱為「濫用」。本書著重於「網路成癮」的部分。

「網路成癮」這個關鍵字，在過去四年內被使用的次數成長了 180 倍，被世界上的 385,000 個網頁提及，美國線上民調發現有 4%~10% 的人符合「網路成癮」的標準。

網路有「匿名性 (Anonymity)」、「便利性 (Convience)」和「易逃脫性 (Escape)」三者的結合，簡稱 ACE 模式，是網路成癮的精神病理的焦點。那些有網路成癮風險的人往往也可能承受了憂鬱症、躁鬱症、焦慮症、缺乏自信或沉迷物質生活的困擾。

一般大眾調查，網路成癮者花在電腦上的時間是平均一星期大約 38.5 小時，其他人則是平均一星期大約 4.9 小時。網路成癮者有 40% 的人因為使用電腦而每晚睡眠時間少於 4 小時。大約有 30% 的成癮者都說他們會使用網路來逃避負面情緒，雖然使用網路是低成本的。然而在網路上花費或損失錢是可能的，包括持續性的網路賭博和網路性交易的錢等。根據統計，有 873,000 個網址提到了「網路性愛」和「賭場」。

手機強迫症

　　有些人會強迫性的使用手機打電話給別人，他們會把他們需要聯絡別人的這個行為合理化，給自己一個合理的解釋，但事實上潛藏在這樣的行為裡，有其他的心理因素，像是害怕單獨一人，需要滿足無意識依賴他人的需求，或是解除自己對愛的人有不安或不好的念頭等。（例如打電話給愛人，我只是想確定你人沒事。）

　　除了各種最新、最刺激的線上遊戲、社群網站（Facebook、Line、WhatsApp、WeChat…）等「軟體」持續推陳出新而產生了不同的成癮型態，可以上網的「硬體（載體）」也一日千里：幾年前用來形容網路成癮者的「宅男宅女」漸漸被取代為「低頭族」──沉迷於智慧型手機者。

　　有的人只要一有空檔，就要確認手機內的訊息；起心動念間，不時拿出手機來滑一下。這種要反覆確認手機訊息，否則就焦慮不安的上網型態，雖然不一定像傳統的網路成癮耗費大量時間，但頻繁的使用可能影響學習表現、工作效率、身心健康、甚至有交通安全的顧慮。國內外已發生多起在駕駛時，無法控制智慧型手機使用，而導致死亡車禍的案例。我國政府於民國 101 年 5 月 30 日起立法開罰，若汽車或機車駕駛人遇到塞車、等紅燈或駕駛時，使用手機導致危險行為，汽車駕駛將處新台幣 3,000 元罰鍰，機車駕駛則處 1,000 元罰鍰，自行車（包括 "U-bike"）騎士為 600 元罰鍰。

　　不管是過度使用網路或智慧型手機，同樣有成癮風險，造成身心健康的危害。

網路不當使用

問題概況

自 2000 年開始，社群網路崛起，之後伴隨線上遊戲產業蓬勃發展，儼然成為青少年娛樂之大宗，其中，多人連線角色扮演遊戲（MMORGs）尤其吸引許多青少年廢寢忘食、流連忘返，對從事青少年心理健康領域工作者而言，網路成癮的問題也快速增加。這類「網路不當使用」（Problematic internet use，簡稱 PIU）是需要關注的現象。

中國及日本的研究顯示：青少年如果感受溫暖和被認同的情形時，再配合家長合理的監督，能夠保護青少年減少網路不當使用 (PIU)，而過多的控制及情感疏離則是促進 PIU 發生的因子。

截至 2011 年，在西方國家僅有一位 20 歲英國男性因過長時間使用網路而造成死亡個案被報導，然而在亞洲地區，包括日本，南韓及台灣，已有數起死亡的事件。

網路不當使用並不僅是心理健康問題，它的成因盤根錯節，包含個案的成長過程，經濟因素和家庭因素，它對個體的影響更是廣泛且深遠。探究網路如何為人群所使用，進而使人流連忘返，甚至沈溺的機轉，這就是所謂的「網路心理學」（Internet Psychology）。

網路遊戲產業是當前商業市場的新寵，網路遊戲產業以驚

人的速度成長擴張，目前已超越了同屬娛樂產業的好萊塢，龐大的資金投入在製作「引人入勝」（換言之：使人上癮）的遊戲時，遵循「網路心理學」的基本技巧能保障他們研發出來的遊戲或程式被大量下載分享，這些基本技巧簡稱 3F，包括：

1. 心流（Flow）：所謂的心流是一種將個人精神完全投注在某項活動上的感覺。能引起玩家心流的遊戲會讓他們產生高度的興奮感與愉悅感並且對時間的認知產生扭曲，進而廢寢忘食玩遊戲。長時間進行遊戲，除了愉悅感之外，遊戲的難度與挑戰性也非常重要。難度過高將造成玩家焦慮度增加，難度太低則會讓玩家失去興趣，必須要對應玩家技巧的提升而適度增加難度才能長期維持玩家對遊戲的投入程度。

2. 成就（Fiero）：Fiero 是西班牙文中「火」或「火紅」之意，在此所指的是玩家達到遊戲中的目標所獲取的強烈滿足感與成就感。從神經生理的角度來看，就是多巴胺系統在個體達成所渴望的目標後高度活化所造成的正向回饋。

3. 挫折（Frustration）：挫折是遊戲成癮性強弱相關的關鍵特性，它指的是遊戲進行中的幾近成功（Near miss）經驗。在此狀況下，玩家意識到自己距離達成目標非常接近，而持續不斷、不放棄地嘗試完成目標。這樣的特性也是賭博者沈溺於博弈的重要關鍵。

這些特性構成了一個遊戲的「耐玩度」（Playability），以

系統工程學的概念而言，就是指玩家、科技與遊戲程式三者所有相關的輸入與輸出、觀察與回饋都被刻意的調校進而形成一個「完美的模控系統」（Perfect cybernetic system），使得玩家進行遊戲時極度難以被中斷。

除了網路遊戲之外，社群網路也是網路成癮問題中需要被重點分析研究的議題，其部分特性與遊戲類似，但另有特殊性，最常被提出的是「超人際效應」（Hyperpersonaleffect），意思是指同樣的回應，在網路上發表比當面說會引來更多情緒反映和認知回饋。

社群網路也存在另一種令人困擾的現象，稱為「齊加尼克效應」（Zeigarnik effect），這是指當對話沒有終結在一個令人相對安心的收尾時，當事人會感到挫折並想要再尋求更多互動的現象，現今許多社群網路平台裏，各種對話和留言似乎都不存在真正的開頭或結尾，因而容易引發個人焦慮和過度使用。

治療方式包括個別及團體的認知行為治療或人際關係取向治療等。有些地區成立了專門機構，採住院模式治療網路不當使用的個案，但大多是私人機構。

在藥物治療方面，目前僅有少數的藥物臨床試驗和研究，例如由美國梅約中心所發表利用藥物「拿淬松 (Naltrexone)」成功治療網路色情成癮的個案，這療效可能跟降低腦部邊緣系統與獎賞系統中的多巴胺活化程度有關。這樣的治療方式，和

許多研究網路遊戲成癮者的腦部功能性磁振造影 (fMRI) 或正子攝影 (PET) 的研究結果吻合，這也顯示網路成癮與其他物質成癮疾患可能有共通的治療方法。

網路遊戲如何讓人成癮

先談史金納的箱子

在著名的「史金納的箱子 (Skinner Box)」試驗中，美國心理學和行為學教授 - 伯爾赫斯·史金納 (Burrhus Skinner) 訓練了一隻鴿子，讓鴿子每啄一次箱子能得到食物。

而在對照組，史金納會設置時間間隔，鴿子啄箱子後並不能即時獲取食物，比方說一定要隔 30 秒後鴿子再次啄箱子才能獲得食物。鴿子雖然不知道這時間限制，但是它會不斷地啄，而啄的間隔經過多次的行為回饋，會越來越靠近那個 30 秒的間隔時間。

史金納為了進一步研究，他把時間間隔調成隨機，有時候是 30 秒，有時候是 3 秒、60 秒或是 100 秒。在這種不穩定的時間間隔下，鴿子開始陷入一種瘋狂的情況，牠們會不停地啄箱子。在 14 個小時中鴿子們啄箱子的次數超過 8 萬五千次！但是實際上牠們能真正因為啄箱子而得到食物的次數只有不到 1%，換句話說，「隨機」與「不可預期性」讓這些鴿子無所適從，為了能吃到食物而生存，他們就只好一直瘋狂的啄箱子。簡單說，不確定或隨機的獎勵，會誘發鴿子產生持續性的強迫行為。

或許你會覺得這些鴿子很愚蠢，但事實上現代的網路使用者，很多也像這些鴿子，比方說我們使用社群軟體，包括

LINE、臉書、微信或是 E-Mail，我們只要加的朋友數夠多，很容易會「不定時」、「隨機」收到各種不同的訊息提醒聲，包括朋友的訊息、動態塗鴉牆上朋友的新文章、哪個朋友出去玩的照片、或甚至哪個粉絲團貼出養眼的帥哥美女圖，如果手機太久時間沒響聲音，有的人還會以為是自己沒開手機或是關到靜音模式而檢查手機，到最後有的人可能會每五分鐘、每十分鐘或是每一小時就會重新整理或刷一下臉書，看一下有沒有新的訊息或互動，到最後嚴重的甚至一有時間就會看手機，這場景不就跟史金納箱子裡的鴿子類似嗎？

再談賭場的成癮陷阱

賭博被稱為「無毒之癮」，他雖然不會像毒品一樣害命，但卻可以讓人傾家蕩產甚至家破人亡。無論是被稱為「罪惡之城」拉斯維加斯，或「賭城」澳門，以及全世界各地的賭場都有一系列的成癮陷阱機制。一旦進入賭場，你就像是被送進屠宰場的待宰羔羊，以下列出讓大家一窺一二。

- 進入賭場後，你的錢財會被換成籌碼或代幣，消除你對金錢價值的敏感度和現實感，即使輸了賭博對於金錢額度也比較無感。
- 全世界所有的大型賭場幾乎都和酒店共存，讓賭客可以方便休息，休息完之後繼續下一場賭局。
- 賭場中的座椅大部分符合人體工學，讓你長久賭博也不

容易累。

- 賭場沒有窗戶，你感受不到陽光的變化，任何賭場都不會懸掛時鐘，以消除人對時間的感應能力。
- 用火辣美女或帥哥猛男當「荷官 (賭場主持賭局的服務生)」，激發賭客性衝動和好感的心理暗示，讓賭客潛意識展現「賭神」或「英雄」的一面，削弱理性而大膽投注。
- 此外，還有最重要的一點，無論賭場還是賭博遊戲機，都會不斷製造出一種「差點就贏」、「差點就中」的期待感，讓你一直保持興奮和期待。

就在這樣一連串精心設計的成癮陷阱機制中，你逐漸陷入賭癮的可怕漩渦。同樣的，網路遊戲成癮也利用了類似的機制，讓人越玩越多，欲罷不能。

網路遊戲讓人欲罷不能的陷阱

我們常常指責網路成癮者本身意志力不夠堅定、太愛玩、荒廢課業或是不務正業，但事實上各種網路遊戲相當狡猾，它一開始的設計目的就是奪取人們的注意力、時間和金錢，然後再推卸責任說是玩家自己沈迷其中。

所以我們不能指責網路成癮者是咎由自取，他們大部分一開始上網不是為了讓自己沈淪，而僅是想要獲得娛樂、與別人溝通交流、獲得知識資訊或方便購物等。而商業公司或遊戲產業相當有技巧地在這過程中盡量讓我們分心、浪費時間或轉移注意力，我們常有類似的經驗，原本只是想看個 10 分鐘的臉書或 LINE，但往往不知不覺半小時就過去了。

而網路遊戲產業又更厲害了，他們會利用心理學和行為學來設計遊戲，讓人流連忘返、欲罷不能，甚至進而成癮。人類有兩大慾望，即「生存」及「生育」的慾望，但在現實人類社會中，這兩大慾望往往受到壓制。

遊戲就提供戰鬥打殺的競技遊戲，以及充滿美女帥哥的人物設計，來滿足玩家的需求。遊戲讓人上癮的另外一個重點就是「即時反饋」。很多事情同樣能夠給人類帶來期待和滿足感，比如學習和工作，但學習和工作不會讓人上癮，是因為工作和學習的反饋往往不是立刻或即時的，而遊戲的每一個動作都會對應著一個相應的結果，像是「打怪後馬上撿到金幣」、「獲取足夠經驗後能馬上升級」、「裝備好武器能馬上增加能力」、

「花錢買人物造型後馬上可以變好看」等。

　　另外就是遊戲的虛擬頭銜，遊戲根據玩家狀況會給予玩家不同的頭銜、身分或是排名，厲害的玩家會獲得其他玩家的敬佩，這滿足著人類的被尊重和自我實現的心理需求，遊戲給玩家提供了滿足人類尊重、社交和自我實現等需要。除此之外，遊戲中還會設計「隨機」、「不確定」的獎勵，讓玩家會更容易上癮。

　　遊戲還有諸多功能，比如幫助人類逃避現實、替代真實生活的體驗、滿足人的好奇心和控制欲等等。其實不難發現，遊戲和賭博的成癮機制一樣都是人為設計的結果。

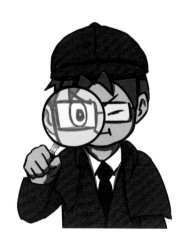

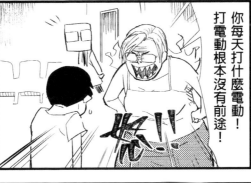

你每天打什麼電動！打電動根本沒有前途！

【打臉】

（想看更多精彩漫畫，歡迎購買漫畫【醫院也瘋狂】。）

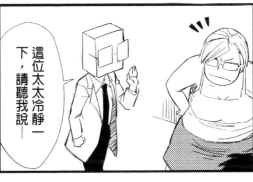

這位太太冷靜一下，請聽我說——

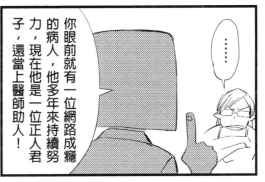

你眼前就有一位網路成癮的病人，他多年來持續努力，現在他是一位正人君子，還當上醫師助人！

……

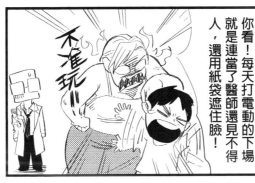

你看！每天打電動的下場就是連當了醫師還見不得人，還用紙袋遮住臉！

不准玩！！

【寶可夢風潮】

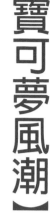

（想看更多精彩漫畫，歡迎購買漫畫【醫院也瘋狂】。）

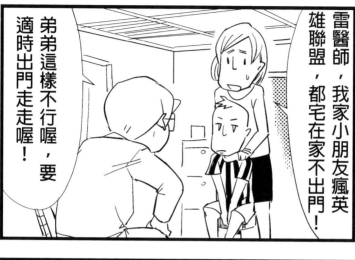

雷醫師，我家小朋友瘋英雄聯盟，都宅在家不出門！

弟弟這樣不行喔，要適時出門走走喔！

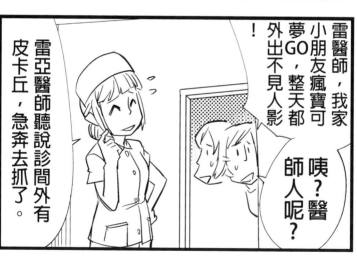

雷醫師，我家小朋友瘋寶可夢GO，整天都外出不見人影！

咦？醫師人呢？

雷亞醫師聽說診間外有皮卡丘，急奔去抓了。

140

【低頭族】

（想看更多精彩漫畫，歡迎購買漫畫【醫院也瘋狂】）。

註：ＰＴＴ是「批踢踢實業坊」的簡稱，是個網路言論平台。

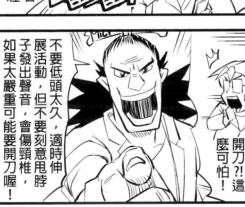

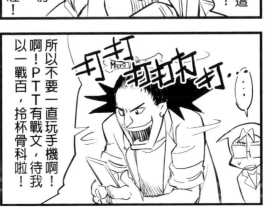

媒體為何「標題殺人」或「有奶便是娘」

「你知道你吃這個東西會致癌嗎？百萬人都驚呆了！」

「自殺案的真相竟是如此！令人錯愕！」

「波濤洶湧，38D 小模海邊比基尼玩水。」

這些新聞標題或是網路廣告是否似曾相識？現在不論是新聞標題、網路文章或是廣告宣傳都常會聽到或看到的標題。

大家是否想過，為何現在新聞媒體或是網路文章很喜歡使用聳動標題或是清涼美女照片？原因是過去商業獲利模式大多為「購買」，而自從網路廣告和流量可以賺錢獲利之後，各網站或是媒體為了衝高網路瀏覽量，就開始慢慢用聳動的標題和煽情的圖片來「誘騙」人點閱文章，他們因此獲利。

但當大家都這樣「標題殺人」或「有奶便是娘」的狀況時，人們的注意力就會極度分散和破碎。過去 Farhad Manjoo 與 Chartbeat 分析了網路使用者的行為模式，發現有 38% 的民眾在網路打開一篇文章後根本沒有進行閱讀，約 5% 的人看了一眼標題就離開了，會將這篇文章會從頭讀到尾的網友僅有 25%。而這種「淺碟文化」的產生，讓媒體越來越不重視內容而重視如何讓標題更吸引人或是圖片更煽情，造成了惡性循環。

如何改善
網路成癮

粉紅色大象理論

　　在開始介紹如何改善網路成癮之前，我介紹幾個理論讓大家認識，這可以當成協助改善網路成癮的方法或工具。

　　「粉紅色大象理論 (Pink element theory)」是由我在 2014 年演講時提出的說法，對於讓觀眾理解改善網路成癮的方式相當有益。其實這理論是源自於過去的「白熊理論 (White Bear Phenomenon)」。

白熊理論

　　白熊理論又稱「白熊效應」或「反彈效應」，源於美國哈佛大學社會心理學家丹尼爾·魏格納 (Daniel M. Wegner) 的一個實驗。他要求參與者嘗試不要想像一隻白色的熊，結果人們的思維出現強烈反彈，大家很快在腦海中浮現出一隻白熊的形象。當我們刻意轉移注意力時，思維也開始出現無意識的「自主監視行為」，監視自己是否還在想不應該想的事情，使我們無法放棄對事情的關注。

　　在丹尼爾·魏格納的實驗中，心理學家請 A 組參與者在 5 分鐘內盡最大努力「不要」去想一隻白熊，每當想到白熊的時候，可以通過口頭報告或敲鈴鐺的方式記錄下來；接續的 5 分鐘，A 組參與者進行自由聯想，如果在聯想過程中想到了白熊，也

像剛才一樣通過口頭報告或敲鈴鐺的方式記錄下來。而另一組B組參與者則在前 5 分鐘內盡量去想一隻白熊，接下來 5 分鐘同樣進行自由聯想。

結果，不允許想白熊的 A 組參與者，雖然在第一階段報告的次數跟允許想白熊的參與者差不多，但是在自由聯想階段，報告的次數明顯高於 B 組參與者，也就是說，他們更頻繁想到白熊 。

心理學家通過這樣一個巧妙的研究告訴我們：「當試圖壓制某些想法時，這些想法可能會暫時消失，但很快就會再次出現，而且頻率會更高。」事實上，當我們努力抑制某種想法時，大腦會監控自己是否沒在想這件事情，結果反而讓想法揮之不去，這也是為什麼失眠的人如果擔心自己睡不好，就會更容易失眠。想戒菸的人為了減少抽菸，努力壓抑抽菸的想法，有時候反而會抽更多的菸。

那麼，到底該如何讓自己遠離腦海這些「越演越烈」的想法呢？答案就是：「好好想」。或許聽起來很矛盾，但在《白熊心理學》這本書中，作者植木理惠告訴我們：「其實擊退白熊最好的方法便是發現它、認識它」，也就是將你的大腦重新面對它、接受它，並把它轉換成另一種想法，或是用另一種資訊來取代原有的記憶。

你有什麼樣的「白熊效應」困擾呢？現在，你應該知道該怎麼辦了吧！

要想真正忘掉一件事，最好的辦法是順其自然。不要把某件事情看得非忘記不可，好好把注意力放到自己日常應該開展

的生活、工作中，時間久了自然會淡忘。我們只能努力記憶，淡忘只能順應自然，這就是思維的規律。

　　任何患者在接受治療時，醫生多多少少都會給予生活指導，肯定的指導，即「你該做什麼」往往比否定的「你不要做什麼」效果還要好。以失眠患者為例，接受「你睡前要放輕鬆，做些輕鬆的活動，比如腹式呼吸。」這比「你睡前不要胡思亂想，看書或看電視」效果還要好。另一個解決白熊效應的方法就是順其自然，當我們不要做什麼的時候，不要反覆提醒自己，而是應該用其他應該做的事情填滿自己的生活空間與時間，時間久了也就自然會忘記之前自己不要做的事情。

　　生活中仍然有很多看似是白熊效應，但卻大相徑庭的事情，例如「逆反心理理論」（後方章節詳述）。

　　白熊效應乍看與逆反心理有些類似，受試者都是做出與原本指示相反的行為結果。但兩者主要差別在於受試者的主觀意願。

　　白熊效應中的受試者是願意實行「不去想白熊」的指令，只是由於心理學的因素干擾，導致無法達成目標。而逆反心理中的受試者，本身心理其實並不願意接受該指令，而做出違逆指令的相反行為。

更多的白熊理論實驗

　　相關類似的白熊理論實驗，還有將實驗的人分成三組，，先讓他們觀賞白熊的影片。（選擇白熊，是因為在心理學中，白熊沒有任何的象徵意義，形象不固定的動物）

146

觀賞影片後告訴第一組人：「請記住白熊。」；第二組人：「要不要去想白熊都可以」；第三組人：「甚麼都可以想，就是不要想白熊」。

　　一年過後，第三組的人對於影片記得最清楚。「就是說，愈是不想去想，就愈會去想，而更無法忘記。『想要壓抑思考，反而會讓思考更加活絡』」

　　　作者傳授讀者一個擁抱遺忘的方法：「乾脆就想到底，一直想到能甩開腦內的東西為止！」

　　「如果是失戀，只要你想哭，最好的方法就是一直哭，想要大鬧一場也可以，但千萬別一鬧就鬧不停喔！」

　　「因為人類本身擁有一種非常棒的機制，不論你再怎麼悲傷、再如何痛苦，大部分人只要過了半年，對失戀對象的興趣就會變得愈來愈低。」

　　「這稱之為『厭倦』，是一種非常自然的現象，是指心理方面得到滿足了。這種『厭倦』機制之所以能運作，是因為人們已經仔細審視過了自己的傷口。」

　　作者還傳授其他處理悲傷情緒的方式，像是「抹鹽療法」，就是自己在爆裂的傷口上，大膽地灑上鹽巴。做法相當簡單，就是將痛苦、悲傷的事件詳細地記錄在日記哩，然後自虐式地拚命向他人訴說！如果在工作上遇到失敗、感到挫折，不妨就找親近的同事去喝喝酒，坦白地訴說自己的失敗，誠實地面對後悔及羞愧等情緒，最好能難過到流幾滴眼淚，然後睡一覺，隔天日子依然繼續。我覺得就像股票跌到谷底然後再反彈。

　　我將這樣的想法告訴某位朋友，可是這位朋友說不喜歡一

直處在低落的情緒裡，他會告訴自己沒事，但是我覺得這樣好累。因為明明就有事，明明為某件事難過得要死，還得一直對抗這樣的自己，告訴自己沒事。

接受感到難過的自己、覺得受傷的自己、體驗失敗的自己。我覺得重點就是要接受當下真正情緒的自己吧，然後再痛快地難過、哭泣。而隔天睡醒的我，依舊好好地過我的日子。

為何我要說是粉紅色大象而非白熊

我之所以在演講常用「粉紅色大象理論」來解釋白熊理論，因為現實中還有北極熊（白熊）的存在，你會覺得不小心想到牠還算有可能，但粉紅色大象在這世界上並不存在，聽眾如果自己不斷地想到粉紅色大象，自己也會覺得莫名其妙，因而印象深刻。

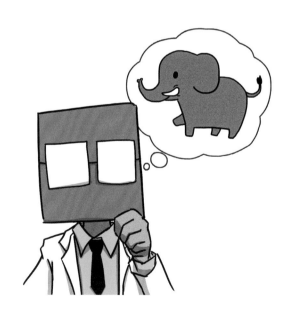

運用於改善網路成癮

　　在面對沉迷網路或遊戲的個案時候，我們在第一時間總是喝止或責備，像是「不要再玩英雄聯盟了！」、「每天打電動有什麼前途！」、「再玩陰陽師我就要把手機沒收了！」

　　這對於還沒網路成癮或遊戲成癮的個案來說，會有短暫嚇阻的效果，但是對於已經成癮嚴重的個案來說，不但會打擊他的自尊心、破壞與個案之間的良好人際關係，而且會像粉紅色大象理論一樣，讓他想起遊戲的樂趣，或是勾起他想玩遊戲的願望。

　　此時我們要避免「粉紅色大象」的產生之外，另外還要利用「馬斯洛需求理論」和「假動作理論」(後方章節會描述)來引導個案做點別的事情，讓他減少網路成癮的狀況。

逆反心理理論

　　逆反心理指的是個案被要求依照特定規範做時，個案產生背道而馳的狀況，由於個案受某種原因的影響而產生對某事物持對立或反對態度的心理狀態。在青少年時期如果特別嚴重往往會被視為處在「叛逆期」之中。

逆反心理的可能原因

1. 強烈好奇心：當有些事物被禁止時，反而容易引起人們的好奇心，讓人不聽告誡。

2. 企圖標新立異：青少年處於性格形成和自我探尋時期，通過否定權威和標新立異可以在心理求得自我肯定的滿足感。青年人對社會的認同不僅是簡單地採取適應社會規範的途徑，而且還希望社會承認他的價值和地位，因此常會採取與其他人不同的態度和行為。

3. 特別生活經歷：比如說有的人失戀多次，便認為人世間沒有真正的愛情。有的人一向循規蹈矩、與世無爭，而偶然有一次受到了莫名其妙的冤枉，以致於性情大異，憤世嫉俗或粗暴多疑。

4. 維護自尊：有時候在被責備或斥責地當下，許多人會因此自尊心受損或拉不下臉，因此故意唱反調來企圖維護自己的自尊，那怕只有表象也好。

在以上原因影響下，個案的言行往往會跟周遭期望相反，就是逆反心理的典型表現。逆反心理是一種單向、固執又偏激的思維習慣，它使人無法客觀地、準確地認識事物的本來面目，而採取錯誤的方法和途徑去解決所面臨的問題。這種心態如果長期習慣後，容易對性格有很大的不良影響。

逆反心理的解決方法

加強溝通、了解需求。

幼兒期的孩子都有強烈的好奇心和求知欲。在生活中往往會出現這樣的情況：成人越是不想讓孩子知道的事情和得到的東西，孩子就越是想知道和得到。

對於孩子的這種表現，家長應耐心同孩子交流，多問幾個為什麼，了解孩子的確實需求，適當地引導孩子，這樣可以使他的好奇心和求知欲得到滿足，也讓他的認知水平提高。

有些事情和有些東西的確不能讓孩子知道和得到，也要向孩子講明道理，多與孩子交談，聽取他的想法，使他能心服口服，切不可找各種借口推託。

適度要求、體現理解。

隨著孩子的成長，他的自我意識也逐漸發展，他會有自己的需求。但是家長對孩子的需求應合理分析，如果確實是孩子所需，且對孩子有利，則應適當滿足，反之，則應講明道理，而不是以家長的權威強硬壓制否決。

例如，現在有些玩具越來越高檔，有強烈的聲光刺激吸引著孩子，在商場裡常能看見一些孩子哭著鬧著要買這些高檔玩具，家長常見的處理方式包括了不理會、火冒三丈或無奈掏出錢包就範。其實，家長仍有其他處理方式，可以改買孩子有興趣的書，或能讓孩子動手操作的材料，既讓孩子得到部分滿足，又讓他學習到一些東西，比起買昂貴卻沒太大意義的玩具還好。

尊重人格、平等相待。

孩子雖小，但他們也是獨立的個體。隨著孩子年齡的不斷增長，他的獨立性也在不斷增強，他不但要求得到同齡人的尊重，也要求得到父母的尊重。因此，家長切不可把孩子當作自己的私有財產，想怎樣就怎樣。而應放下長輩的架子，與之平等相待，尊重他的人權。

解放孩子、空間適宜。

現在的孩子備受寵愛，卻反而感受不到快樂？為什麼家長為孩子省吃儉用，卻得不到孩子的理解？其主要原因在於家長總是以自己的願望和感受來代替孩子的主觀需求，忽視了孩子除了吃好穿好的需要外，還有渴望獨立自主、渴望自由創造的需要。而這些需要的滿足，才能使孩子感到真正的快樂和幸福。

因此，家長在幫助孩子安排課外學習時，應徵求一下孩子的意願，從孩子的興趣出發，合理選擇，並給孩子留一些自由活動空間，多帶孩子接觸大自然，把社會當成學習的大課堂。另外，在家庭中，也可考慮給孩子一塊樂土，讓孩子自由地將

搜集來的寶貝放在那邊展示或賞完，這對孩子的喜悅心情是有所助益的。

幼兒園孩子的逆反心理年齡階段在幼兒心理學中稱作 "第一反抗期"。這時期的孩子有了強烈的自我意識，他們什麼事情都想自己動手試一試，且非常想得到成人的鼓勵與贊許。因此，對孩子的行為，我們應多指導，多鼓勵，讓他在不斷的體驗中享受成功，這樣既發展了良好的個性，又促進了能力的提高。

白熊理論和逆反心理理論的差異

白熊效應與逆反心理有點類似，都是個案被告知後，反而產生與預期相反的結果，但兩者其實是不同的。

白熊效應與逆反心理最為根本的區別在於個案的主觀意願（即接受指令的人），白熊效應的個案本身主觀是不想這麼做卻受到影響而做的。

而逆反心理的個案，心理上是明知道這是不被期待或是允許的，仍出於本身自我意志去違背指令或做不被允許的事情。

馬斯洛人生需求理論

馬斯洛簡介

　　亞伯拉罕·馬斯洛 (Abraham Harold Maslow) 出生於紐約市布魯克林區。美國社會心理學家、人格理論家和比較心理學家，人本主義心理學的主要發起者和理論家，心理學第三勢力的領導人。

　　馬斯洛於 1926 年進入康乃爾大學，三年後轉至威斯康辛大學攻讀心理學，在著名心理學家哈洛的指導下，1934 年獲得博士學位。之後，留校任教。1935 年在哥倫比亞大學任桑代克學習心理研究工作助理。1937 年任紐約布魯克林學院副教授。1951 年被聘為布蘭戴斯大學心理學教授兼系主任。1969 年離任，成為加利福尼亞勞格林慈善基金會第一任常駐評議員。第二次世界大戰後轉到布蘭戴斯大學任心理學教授兼系主任，開始對健康人格或自我實現者的心理特徵進行研究。曾任美國人格與社會心理學會主席和美國心理學會主席（1967），是《人本主義心理學》和《超個人心理學》兩個雜誌的首任編輯。

　　在馬斯洛看來，人類價值體系存在兩類不同的需要，一類是沿生物譜系上升方向逐漸變弱的本能或衝動，稱為低級需要和生理需要。一類是隨生物進化而逐漸顯現的潛能或需要，稱

為高級需要。人都潛藏著不同層次的需要，但在不同的時期表現出來的各種需要的迫切程度是不同的。人的最迫切的需要才是激勵人行動的主要原因和動力。人的需要是從外部得來的滿足逐漸向內在得到的滿足轉化。

低層次的基本需要得到滿足以後，它的激勵作用就會降低，其優勢地位將不再保持下去，高層次的需要會取代它成為推動行為的主要原因。有的需要一經滿足，便不能成為激發人們行為的起因，於是被其他需要取而代之。

高層次的需要比低層次的需要具有更大的價值。熱情是由高層次的需要激發。人的最高需要即自我實現就是以最有效和最完整的方式表現他自己的潛力，惟此才能使人得到高峰體驗。

人的各種基本需要在一般人身上往往是無意識的。對於個體來說，無意識的動機比有意識的動機更重要。對於有豐富經驗的人，通過適當的技巧，可以把無意識的需要轉變為有意識的需要。

馬斯洛還認為人在自我實現的過程中，會產生出一種所謂「高峰體驗」的情感，這情感最能激蕩人心，是最高、最完美和最和諧的心理狀態，處在這狀態的人會有一種欣喜若狂、如醉如痴的感覺。

馬斯洛在 1943 年發表的《人類動機理論》（ A Theory of Human Motivation Psychological Review ）一書中提出了人生需求層次理論。這種理論的構成根據 3 個基本假設：

1. 人要生存，他的需要能夠影響他的行為。只有未滿足的需要能夠影響行為，滿足了的需要不能充當激勵工具。
2. 人的需要按重要性和層次性排成一定的次序，從基本的（如食物和住房）到複雜的（如自我實現）。
3. 當人的某一級的需要得到最低限度滿足後，才會追求高一級的需要，如此逐級上升，成為推動繼續努力的內在動力。

馬斯洛理論把需求分成生理需求、安全需求、社會需求、尊重需求和自我實現需求五類，依次由較低層次到較高層次，如圖所示：

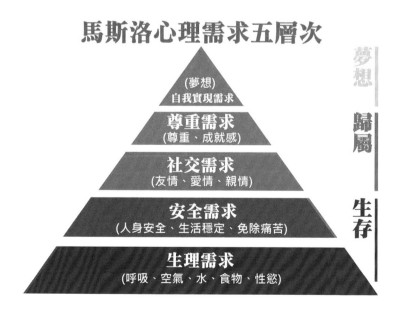

馬斯洛心理需求五層次

(夢想)
自我實現需求

尊重需求
(尊重、成就感)

社交需求
(友情、愛情、親情)

安全需求
(人身安全、生活穩定、免除痛苦)

生理需求
(呼吸、空氣、水、食物、性慾)

夢想

歸屬

生存

各層次需求定義

各層次需要的基本含義如下：

1. **生理需求**：這是人類維持自身生存的最基本要求，包括飢、渴、衣、住、行的方面的要求。如果這些需要得不到滿足，人類的生存就成了問題。在這個意義上說，生理需要是推動人們行動的最強大的動力。馬斯洛認為，只有這些最基本的需要滿足到維持生存所必需的程度後，其他的需要才能成為新的激勵因素，而到了此時，這些已相對滿足的需要也就不再成為激勵因素了。

2. **安全需求**：這是人類要求保障自身安全、擺脫事業和喪失財產的威脅、避免職業病的侵襲、接觸嚴酷的監督等方面的需要。馬斯洛認為，整個有機體是一個追求安全的機制，人的感覺器官、運動器官、智能和其他能量主要是尋求安全的工具，甚至可以把科學和人生觀都看成是滿足安全需要的一部分。當然，當這種需要一旦相對滿足後，也就不再成為激勵因素了。

3. **社交需求**：這一層次的需要包括兩個方面的內容。一是友愛的需要，即人人都需要伙伴之間、同事之間的關係融洽或保持友誼和忠誠；人人都希望得到愛情，希望愛別人，也渴望接受別人的愛。二是歸屬的需要，即人都有一種歸屬於一個群體的感情，希望成為群體中的一員，並相互關心和照顧。感情上的需要比生理上的需要還要細緻，它和一個人的生理特性、經歷、教育、宗教信仰都有關係。

4. **尊重需求：**人人都希望自己有穩定的社會地位，要求個人的能力和成就得到社會的承認。尊重的需要又可分為內部尊重和外部尊重。內部尊重是指一個人希望在各種不同情境中有實力、能勝任、充滿信心、能獨立自主。總之，內部尊重就是人的自尊。外部尊重是指一個人希望有地位、有威信，受到別人的尊重、信賴和高度評價。馬斯洛認為，尊重需要得到滿足，能使人對自己充滿信心，對社會滿腔熱情，體驗到自己活著的用處和價值。

5. **自我實現需求：**這是最高層次的需要，它是指實現個人理想、抱負，發揮個人的能力到最大程度，完成與自己的能力相稱的一切事情的需要。也就是說，人必須有稱職的工作，這樣才會使他們感到最大的快樂。馬斯洛提出，為滿足自我實現需要所採取的途徑是因人而異的。自我實現的需要是在努力實現自己的潛力，使自己越來越成為自己所期望的人物。

運用於改善網路成癮

鼓勵個案多去實現自我、追逐夢想、做有益身心健康又能獲取成就感的事情或活動，能夠產生一股強大的驅力，讓個案能夠投入時間和心力做馬斯洛需求等級較高的活動。

一個人的時間和精力是有限的，如果有更好玩、更被大家讚許或是自己夢寐以求的夢想得以實現，那個案沉迷於網路的

時間自然就會變少，這也是我提出的「假動作理論 (Head fake theory)」，利用讓個案做較好的事情，就較沒有時間做壞的事情，這無疑就是一個漂亮完美的假動作，這方法的精神，與古代「大禹治水」有幾分類似。

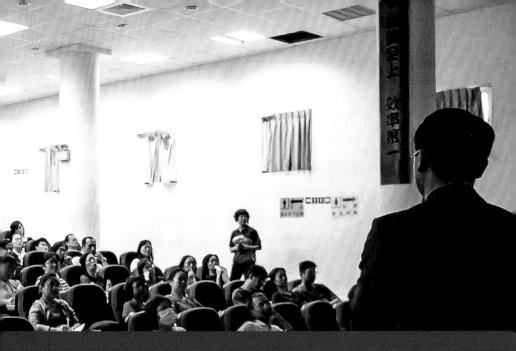

★輔導六大心法★
1 確認個案問題
2 改善目標確立
3 團隊同心協力
4 給予個案同理
5 轉移注意精力
6 良好人際關係

輔導六大心法之 1
確認個案問題

魔鬼藏在細節裡

　　大家千萬要記得，網路成癮絕對只是個結果，記得要扮演如福爾摩斯般的偵探，仔細觀察與推敲來了解成癮原因。

　　找出網路成癮或遊戲成癮的**推力**：

- 挫折
- 逃避
- 自我放棄
- 表達情緒
- 無力感
- 無聊
- 衝突

　　找出網路成癮或遊戲成癮**拉力**：

- 歸屬感
- 成就感
- 自我實現
- 同儕關係
- 紓發情緒
- 遊戲好玩

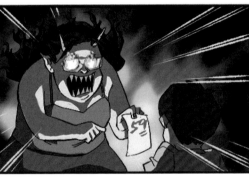

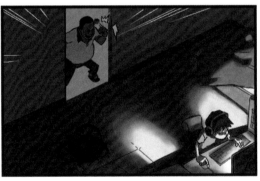

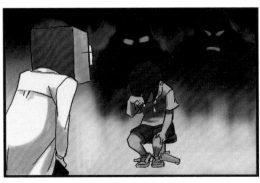

【成癮原因】

（想看更多精彩漫畫，歡迎購買漫畫【醫院也瘋狂】。）

遊戲好玩誘人的點

現在的遊戲隨著科技進步越來越好玩、越來越逼真，甚至有時候連真實世界和虛擬世界的分界也越來越分不清，而遊戲也因此越來越引人入勝和容易成癮，通常遊戲會利用以下幾點特色吸引玩家。

- **新奇有趣：**遊戲定期推陳出新或改版，保持遊戲的新奇有趣度來吸引玩家。
- **低付出：**只需要電費和時間就能上網玩遊戲獲得娛樂。
- **感官刺激：**遊戲的聲光效果、鮮豔畫面滿足玩家的感官享受，尤其對於 ADHD(注意力不足過動症) 的小朋友來說有莫大吸引力。
- **便利性：**只要有電腦或手機，再加上網路就可以進行遊戲下載和連線，相當方便。
- **無顯著危險性：**玩網路籃球遊戲並不會像現實生活的籃球一樣容易碰撞、跌倒和扭到受傷。玩網路槍戰遊戲也不會像現實生活中一樣中彈身亡。玩網路商店經營遊戲就算你在遊戲中破產倒閉，現實生活中也不會受到太大影響。因此玩家容易藉由體驗遊戲而躲避現實生活中的可能風險或危險。
- **慾望滿足：**不管是當英雄、色慾、談感情、賺大錢、稱霸世界，這些慾望在遊戲中都能得到滿足。
- **躲避現實不快：**當有憂鬱症、焦慮症、被霸凌等狀況時，很容易讓民眾藉由虛擬世界來逃避現實的痛苦。
- **匿名性：**由於大部分網路有匿名性，許多民眾可以扮

演自己的「第二人生」，說出自己現實中不敢說的話，或做出平常很想做但不能做的事情。

注意是否有共病症

要注意是否有以下共病症，如果有，應該要先行治療這些共病症。

- 憂鬱症
- 注意力不足過動症 (ADHD)
- 強迫症
- 焦慮症
- 社交畏懼症
- 思覺失調症

「網遊八卦圖」評估法

「網遊八卦圖」評估法，是我創造的一種網路遊戲成癮的簡略評估方式，靈感來自於跟我同屆獲選為十大傑出青年、也是台灣最有名的廚師之一——江振誠主廚 (André) 的「八角哲學 (Octaphilosophy)」以及中國傳統命理學中的八卦圖。

他做菜會思考一道菜的「獨特（Unique）、純粹（Pure）、質（Texture）、憶（Memory）、鹽（Salt）、南法（South）、工藝（Artisan）、風土（Terroir）八項元素，用這八項元素創作出一道道令人驚豔的創意料理，也讓他的餐廳「Restaurant ANDRÉ」於 2016 年新加坡米其林指南中評鑑為二星，更名列

世界最佳 50 大餐廳．

　　同樣的我將評估網路遊戲成癮的方式，利用八卦圖的方式
來評估，相對於冗長的文章方便大家思考。

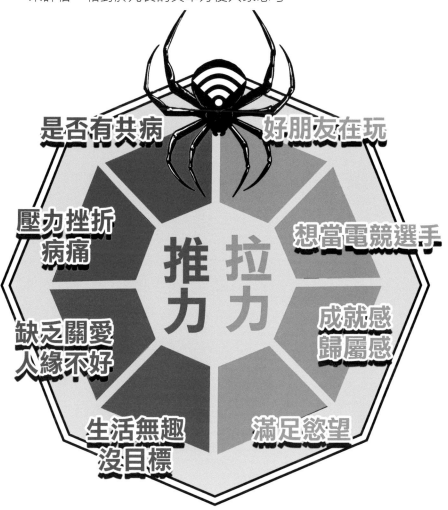

【物以稀為貴】

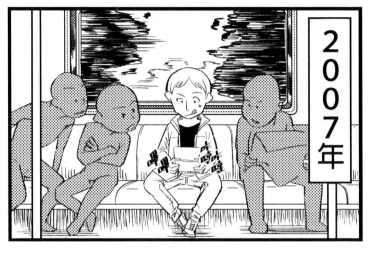

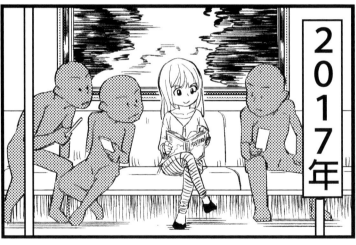

（想看更多精彩漫畫，歡迎購買漫畫【醫院也瘋狂】。）

輔導六大心法之 2
改善目標確立

最常犯的錯誤

　　大家在協助改善網路成癮的個案時候，最常犯的錯誤就是以為所有問題都能藉由一個點或一個解決妙策就可以海闊天空，坦白說這是很難的。

　　因為幾乎所有網路成癮的個案，都是長時間積年累月、加上多方因素一起逐漸造成的，因此在協助或治療成癮個案的時候，我們不要好高騖遠，訂了想要「根治」網路成癮的目標，最後不但無法成功也會灰心喪志。一般我會建議家長和學校老師應該先從短期目標開始訂定，循序漸進，成功之後再把目標換到中期目標，成功後再往長期目標邁進，這樣一來比較踏實而且容易成功。

　　就像是如果你想拜師學武功，好的師傅一定一開始教你練基礎和打根基，先從鍛鍊體力和心智力開始，包括蹲馬步、挑水或是幫師父跑腿等，是類似的道理。

短期目標

- 作息正常
- 能夠去上學
- 減少使用時間
- 減少不必要的金錢開銷

- 成績及格不被退學

中期目標

- 身體變健康 (運動減輕體重、視力惡化減緩)
- 成績改善
- 人際關係改善

長期目標

- 學會自律
- 學會適當使用網路

學會循序漸進不要急

　　現代社會因為生活步調快、人們的作息和個性往往越來越缺乏耐心，許多人訂立目標或安排生活，往往都沒想到以後的後果或是急著要看到「成果」。

　　治療網路成癮必須先克服這一點，與其訂立過度遠大的目標，不如先訂立短期、較簡單的目標，甚至再將它細部分化，比方說如果一位網路遊戲成癮者常常打電動沒日沒夜，每天凌晨三四點才睡，如果我們訂立的短期目標是「12 點前一定要睡覺」。但對他來說，一定會睡不著，因為他的生理時鐘已經習慣當個夜貓子。所以我們跟他說我們的終極目標是「12 點睡」，但他可以先從達到「2 點睡」開始，如果連 2 點前睡覺都達不到，

遑論要 12 點前睡覺。

　　再者將目標細部切割後，網癮者能夠先達到簡單的目標，獲得肯定與成就感，會驅使他繼續進步。

　　反之，如果一開始就訂立 12 點前要睡覺，他如果今天 1 點才睡，他感受到的也是失敗和挫折感，而這種負面情緒會更加深網路成癮的惡性循環。

輔導六大心法之 3
團隊同心協力

這不是一場單打獨鬥的戰爭

網路成癮或遊戲成癮的原因，往往是很複雜而且牽扯到許多層面的，如果只從單一層面來處理，絕對不會有好效果。

舉例 1

小明因為父母失和每天吵架打架，因而無法感受到關懷與愛，他把自己鎖在房間裡面打電動，之後迷失在網路虛擬世界裡，演變成重度網路成癮。如果只有學校老師苦口婆心的勸導，但沒有家長願意一同加入改變，那當然無法改善問題。

舉例 2

小凱在家與家人相處和樂，在學校卻飽受欺負和霸凌，唯一的好朋友阿方推薦小楷玩一款很好玩的網路遊戲，小凱發現玩遊戲可以交到更多的網路朋友，甚至在網路遊戲中他也可以當英雄主持正義、再也不是那個被別人霸凌的懦夫，因而花費越來越多的時間在網路遊戲上。同樣的，這案例中如果僅有家長在家責備或勸誡小凱，而學校老師沒有介入制止學校霸凌事件的狀況下，小凱的網路成癮很難有效改善。

團隊包括四端

因此如果要有效改善網路成癮，必須要團隊同心協力，詳細方式在後方的章節「改善四端齊發」中，教導大家如何分工合作又同心協力來一起處理個案網路成癮的問題，以達到事半功倍的效果。

所謂的四端包括了：

- 個案端
- 家庭端
- 學校端
- 醫療端 (非必須)

輔導六大心法之 4
給予個案同理

建立治療同盟而非敵對

　　網路世界方便有趣，遊戲世界新奇引人入勝，許多成年人都沉迷而無法自拔了，何況心智還在發育、還在摸索人生的年輕人？因此面對網路成癮或遊戲成癮的年輕學子，我們要做的應該是發揮同理心 (Empathy)，與其站在同一陣線，「大家一起努力變好」。

同理心與同情心不同

　　同理心 (Empathy) 和同情心 (Sympathy) 不同，但大部分的民眾都搞不清楚，不用說民眾搞不清楚，不少醫護人員也只能大概了解其意義。關於同理心的介紹，內容博大精深，甚至可以獨立寫成一本書，例如書籍「同理心的力量」就是一本很好的書籍，但本書的主題是網路成癮與遊戲成癮，因此在這裡為大家重點式介紹。

　　我們與生俱來的天性加上後天接受的道德教育，讓大部分人都具備了相當程度的同情心 (但反社會人格可能就沒有，例如鄭捷)。

　　同理心是種優秀的特質，但亦有其限度。舉例來說，如果

有位同事遭逢重大變故，我們當然會同情他，甚至可能想寫張卡片、表達我們的同情，但大致來說，我們會繼續過自己的生活。展現同理心則需要更多時間和努力，我們要能真正體會那位同事的心情並且感同身受。問題在於，即使我們總是希望別人站在我們的角度思考，但我們通常不會站在他人的角度思考。到底要怎麼樣才能更有同理心呢？

同理心的四種行為

護理學者 Teresa Wiseman 提出同理心的 4 種行為：

- 接受他人觀點
- 避免給予評價
- 認出他人情緒
- 深入溝通這種情緒

如果我們把深陷低潮的感受，想像成掉入一個深不見底的黑暗坑洞，爬不出來、快要窒息了，那麼發揮「同理心」的人，就會一起來到坑洞最深處，並且告訴對方：「我懂這種滋味不好受，不只你一個」。

但「同情心」則不同。同情心人士往往高高在上（從洞口往下看「困境」），其典型表現是否定對方的感受：「情況沒你說的那麼糟啦！」為了自以為能「讓對方好過一點」，同情心人士會半強迫對方看到光明面，以「至少......」開頭的句子安

慰對方。例如面對一位剛流產的母親，他們可能會說：「至少你知道你能受孕啊。」如果有人碰到非常重大的人生事件，我們第一時間通常會想「美化」或「淡化」對方的處境，但這不是同理心該有的表現，我們反而應該說：「我知道你的感受，那一定很痛苦。」或者坦承：「我無法想像你現在的心情，但我很高興你跟我分享這件事。」因為此時此刻不論說什麼，都無法減輕對方的痛苦，唯一能撫慰對方的，只有我們一起面對難關的誠意。

了解網路成癮者的個人特質

根據研究，網路成癮者容易具備以下幾種人格特質：

- 新奇有趣的追求度高。
- 積極進取度高。
- 擔心危險與負面結果，容易迴避或逃避。
- 喜歡付出代價低但產值高的事情或活動，因此不容易找到其他比網路遊戲更有效率、更快樂的休閒。

這對我們發揮同理心以及介入改善網路成癮狀況很重要。比方說：

「我想你一定厭煩了每天一成不變的上課，很枯燥對吧？我下午有個有趣的活動，免費而且還在你家旁邊而已，你要不要一起參加？」

這段話同時同理他的無聊與煩躁，同時間提供他一個新奇

有趣又免費的活動參加，有很高的機會他會答應投入。

認同他們的感受

　　根據我的臨床治療經驗，大部分的網路成癮青少年都會有幾種常見主觀感受，包括：

- 覺得上學和念書沒有用、浪費時間，以後跟工作沒有直接關係，只是混文憑，學的以後也不太會用到。
- 國高中階段，被父母要求不能交男女朋友談戀愛，很煩。
- 我打電動很厲害，我未來可以成為網路遊戲高手，並且藉此維生。
- 醫生一定是站在父母那邊對我一起說教。

　　這些想法有些符合現實、有些卻過度夢幻美好，但我們不用當場否定它們或與其辯論，我們只要認同他的感受，讓他理解我們是和他一起並肩作戰，讓他自己能夠慢慢理解認清和學習掌握自己的人生方向，是比較好的做法。

給予希望和鼓勵

　　除了運用同理心認同網路成癮者的感受之外，很重要的是他們很多對於未來是不抱著任何希望的，我都會鼓勵他們撐到考上到大學，之後想要好好參加社團活動玩耍或交朋友談戀愛，甚至要想當電競選手也不是不無可能，讓他們感受希望。

輔導六大心法之 5
轉移注意精力

　　「轉移注意力」是我們時常聽到的方式，不管是失戀、考試考不好、被罵或是心愛的寵物逝世，周遭的人時常會鼓勵當事者「做點事情轉移注意力」，實際上這的確也是有效的方法。

　　我們常說面對戰鬥的時候，除了奮力一搏之外，還有談和和逃跑的選項，談和某種程度來說像是「妥協或各退一步」，逃跑則是可以馬上離開當下強大的壓力源，套句日劇《月薪嬌妻》的名言：「逃避雖然可恥但有用」，因此雖然許多名言勵志書籍都在教「人生不能逃避」，但是適當的利用逃跑是很重要的。比方說如果今天是在古老的石器時代，你是一位拿長矛的原始人，你發現一隻暴龍朝你衝過來，這時候你會說「人生不能逃避」而跟他硬幹一場嗎？這時候的逃跑不僅能夠救你一條小命，還能讓你回去重新思索下次要如何避免再遇到那隻恐龍，或者甚至和大家組成團隊一起嘗試打敗牠。同樣的，其實「轉移注意力」就是高級版的「逃跑」，適當的轉移注意力不僅可以離開不良的環境或壓力，還能讓人看到希望和不同的角度，是相當重要的一個能力。

一個時空只容許一個事物

　　現年 107 歲的中國醫藥大學榮譽教授—馬肇選老師曾說：

「一個人在一個時空只能做一件事情。」這句話指出了如果我們能讓一位民眾開心投入某件正面積極事物，他就無暇分神停留在負面消極的事物上。換句話說，如果一位網路遊戲成癮的小朋友，他如果能夠每天去練習他熱愛的棒球，他玩網路遊戲的時間自然就被壓縮甚至沒有了。

可能有的人會說：「可是有的人可以一心多用啊！」譬如 ADHD 注意力不集中過動症小朋友，或是躁症的病患都時常做事做一半就跳著做別的事情，或是一次著手很多事情。但事實上，在細切時間分割來看，他們還是在一個時空只能做一個事務。因此用「大禹治水」的分流方式推薦引導個案做其它對身心健康有幫助的事情，是一個很好的方法。

推薦欣賞：人生的最後一場演講

我非常鼓勵所有的人去看已故的蘭迪‧鮑許教授（Randy Pausch）的「人生最後一場演講／最後一堂課」，網路上 youtube 有完整的錄影影片可以欣賞，也有書籍《最後的演講》可以購買，相當勵志。（我自己看過影片三次、書籍兩次，可謂是影響我人生重要的影片之一。）

在國外，許多大學會讓即將退休的教授發表「最後一場演說」，但 2007 年的這場演講截然不同，資訊科學聖殿卡內基‧梅隆大學 (Carnegie Mellon) 的蘭迪‧鮑許教授當時罹患胰臟癌，病情相當很嚴重，當時醫生宣判他只能再活幾個月，蘭迪

教授說：「而醫生上個月就已經這樣說了，所以這可能真的是我『最後一場演講 (The Last Lecture)』。」

演講中，蘭迪教授左手握著搖控器，語調依然迅速、聲音宏亮、咬字清晰，除了身體軀幹瘦得與一般人不同以外，看不出他是位癌末將死之人。蘭迪教授在演講中展示了他身體電腦斷層的影像，指著那黑白的影像開玩笑說：「看！上面大約有十個腫瘤吧！」但接下來他馬上逗趣嗆聲說：「但假如觀眾今天是要來看我自憐自艾，那你們肯定是要失望了，事實上我比你們大部份的人都還要健康活力充沛！」說完蘭迪教授竟然就開始在演講台上開始做起伏地挺身，還做了幾個高難度的動作，蘭迪教授都還沒開始演說，全場 400 位觀眾已經全體起立鼓掌 (Standing ovation)。

你的夢想，自己會來找你

蘭迪教授此次講座的主題是「真正實現你的童年夢想」，他談到，他小時候的夢想是在嘉年華會上贏得超大型的動物玩偶、體驗無重力的環境、參加 NFL(國家美式足球聯盟 (National Football League，簡稱 NFL) 的比賽、當《星艦迷航記》中的庫克船長、寫一篇百科全書的文章，以及加入迪士尼夢幻工程隊設計迪士尼樂園的雲宵飛車。

這些夢想看起來雜亂無章，但是在那些純真的孩子的心裡，這些東西才是最真實，最不受外界影響的渴望，而對這些夢想的追尋就是「追隨真心 (Follow your heart)」。蘭迪教授和朋友的電子郵件交流中談到今天許多年輕人把財富當作自己的夢

想。他說：「只有極端缺乏想像力的人才會把財富當作自己的童年夢想。何況結果往往告訴我們，追尋你真正的夢想反而比追逐財富可能得到更多財富。」

蘭迪教授感謝他的父母，因為是父母讓他成為一個心中有夢想的孩子，並給他創造一個寬鬆的成長環境、鼓勵他嘗試和創新、幫助他建立自信心。是他父母創造的良好環境讓他的夢想得以清晰呈現，並在一生中不斷督促、引導他前進，如果每個人都像蘭迪那樣從小心中就有夢，那麼「你的夢想，自己會來找你」。

令人驚訝也羨慕的是，蘭迪教授這些兒時的夢想後來竟然大部分都實現了。其實，這些看似荒誕不羈的夢想反映了他潛意識中的人生理想，也反映出他特有的思維方式與個性特點。例如寫百科全書的夢想意味著他希望做一個學識淵博的人，想體驗無重力的環境顯示出他有強烈的好奇心，為迪士尼樂園設計雲霄飛車的夢想代表了他對高科技的癡迷，而參加 NFL 的夢想則反映出他對團隊、運動和競爭的興趣。這些個性特質、思維方式和人生理想最終一起成就了蘭迪教授傳奇的一生。

Head Fake假動作

Head Fake 指的是運動員的假動作，也有人翻譯成障眼法。典故是運動員在競賽時，會用頭的方向來誤導對手，比方說頭假裝往右邊看，球卻往左邊傳，造成出奇制勝的效果。

而蘭迪教授在演講中將 Head Fake 昇華為另外一種含意，接近我們成語的「潛移默化」，比方說我們將小孩送進球隊，

往往不是希望它成為奧運選手或世界冠軍，而是希望他藉此鍛鍊體能、維持健康以及更重要的，學會人際互動和團隊精神。

　　同樣的，世間很多事情都是 Head Fake，我在門診鼓勵憂鬱症患者和朋友出門運動，除了運動能夠增加血清素改善憂鬱症症狀以外，重點是藉由運動中朋友的陪伴和鼓勵，讓他建立良好的情緒流動和人際關係，避免一個人在家胡思亂想。

　　Head Fake 說穿了，就是這個章節說的轉移注意力和精力。一個好的 Head Fake，能夠改變許多人的不良習慣或錯誤認知。

輔導六大心法之 6
良好人際關係

如果說轉移注意力精力是快速介入治療法，那營造和維持良好的人際關係就是長期維持治療法。這裡所說的建立「良好人際關係」，除了人際關係之外，還泛指與現實生活環境的互動關係。

如同前面章節所提，網路成癮或遊戲成癮的患者，其病因往往是來自生活各面向的壓力或痛苦形成「推力」所致，換而言之，如果能夠建立良好的人際關係，這些患者每天能感受到友善、尊敬、期待、安慰和鼓勵，那他們所感受的壓力和痛苦也就減少，甚至有人可以一起交流或分擔，進而減少推它們進入網路虛擬世界的推力。

網友有趣比喻

很久以前，網路上有遊戲玩家風趣比喻，這比喻是這麼說的，「能當禽獸，誰打魔獸？能推女友，誰推魔王？」這位玩家的意思是我如果能夠交到喜歡的女朋友，我哪會花費那麼多時間在玩網路遊戲魔獸世界、花時間推倒魔王，與這理論相互呼應。

良好人際關係也是很多人的最大願望

　　我過去在臺大醫院實習時候，在內科病房和加護病房看了很多生老病死的病患，後來當了精神科專科醫師，在病房也看了很多曾經絕望或企圖自殺的病人，我了解到一件事情，很多人儘管功成名就或家財萬貫，但最後念念不忘或是悔恨交心的，還是過去跟哪位家人絕交沒合好，或是自己曾因為利慾薰心背叛了家人或朋友，這些人到人生的最後，感到的不是平靜和幸福，他們只希望能獲得當初人際關係的重修舊好，因此我們平常盡量建立和保持良好的人際關係，人生會更美好和快樂。

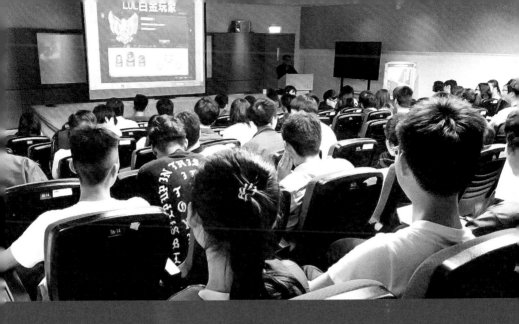

★改善四端齊發★
1個案端
2教育端
3家庭端
4醫療端

改善四端齊發之1
個 案 端

網路成癮如何處置

當發現自己過度使用網路，除了可以尋求學校輔導老師協助外，亦可透過醫療院所尋求協助。一般來說，建議的處置或介入方式包括了：

1. **培養多元興趣：**廣泛參與不同的休閒活動，包括室內、室外、靜態或動態活動，減少對網路的依賴。培養正當休閒娛樂，多認識一些不同領域的朋友，擴大視野。並藉由多元活動和興趣，找出熱情和才華所在。

2. **學習紓解壓力：**紓解壓力方式很多，不應侷限於單一上網方式，可考慮與老師、家長或同學多溝通討論，像是多參與社團活動、建立正常抒壓管道。

3. **訂立生活目標：**建立一個短期較易達成之目標，配合擬定的作息時間表，學習自我管理，慢慢朝目標邁進，最後再由簡而繁提高下一目標之設定。

4. **良好人際關係：**擴展人際關係並學習人際溝通技巧，不僅可以減少過度依賴網路，也可以學習解決問題的方法。

5. **尋求醫師診療：**如果覺得自己有類似憂鬱症、焦慮症或是過動症等症狀，或是網路遊戲成癮的問題已經讓自

己的生活一團糟，如果需要醫療協助，可至各級醫療院所的精神科（身心科）門診就醫尋求專業諮詢或協助。

6. **加強溝通技巧：** 接觸人群，從中學會傾聽他人想法，同時也學習適當表達自我意見。如此不僅可以學習如何維繫人際關係與處理衝突的方法，同時也能避免在現實的人際互動中受到挫折或傷害時，轉而躲避於網路世界之中。

7. **規劃學習時間：** 過度使用網路常是自覺空閒時間過多，或將上網當作排除壓力的方式，因此良好的時間管理與壓力調適是解決網路沉迷的良方。建議每週安排一份日程表，自我設定一個短期學習目標，配合日程表進度作息，不僅生活有目標，目標達成後也會有成就感，自然減少流連網路的時間。

8. **正確使用網路：** 建立一套合理的上網規則，是一種可以控制的上網計畫，可以安排上網與非上網的時間，加以整合並取得平衡，並回歸正常的生活，亦即不是「禁止」上網，而是「合理」上網。

9. **參與家庭活動：** 家庭是最基本的團體組織，應認清家庭成員與自身關係的密切性。應多與家人相處，接觸戶外活動，建立親密親子生活，使家庭成為強而有力的後盾。

10. **正向資訊活動：** 網路的活動不是只有連線遊戲、社群媒體或交友軟體，有許多網路資訊的活動，像是網界博

覽會、資訊展、各種資訊技能檢定或證照考試等。都值得讓人發揮自我創意，在活動中學習成長，提高資訊能力，自我加值。

改善四端齊發之 2
教 育 端

導師的策略

　　老師有豐富的教學經驗及學習管道，應適度了解網路成癮的相關知識和應對措施，可以提前發現或是預防學童的網癮問題。以下幾點可以供參考：

1. **觀察學生表現：**如有上課經常無精打采或打瞌睡，缺曠課頻率增加，課業缺交，成績明顯下滑，人際互動關係變差等，這可能都是網路沉迷的預警徵兆，唯有透過早期發現，早期預防和介入，才可避免問題擴大。

2. **鼓勵同學互助：**老師應鼓勵班上同學多關心彼此，利用同儕互動來達到正向情感的連結。如果有網路成癮的學生，可以請他的好朋友約他一起到校或定期關心，也可以讓班上適度增加一些動態活動，像是打球、跑步或才藝活動等，讓學生能有除了念書之外的其他樂趣，也讓彼此學習人際關係的互動。

3. **不要一直指責：**班上如果班上有沉迷網路遊戲的同學，導師首要之務便是發揮同理心關心，並盡可能找出造成網路成癮的原因，協助該位學生改善問題。而非一昧指責他，讓他認為老師也是不喜歡他的，反而讓他又更退縮網路的虛擬世界裡。

4. **多方聯繫協助：**導師原本工作就相當忙碌，而網路成癮個案通常需要費相當大的心神評估和處理，當導師

發現有疑似網路成癮的個案時候，應與家屬連絡了解狀況，並與學校專業輔導人員商討因應對策，透過學生、家長、老師及專業輔導人員一同合作設法改善網路成癮的狀況。若導師無法單獨處理，則應由輔導處合作共同擬定輔導策略。

5. **定期進修充電：**網路成癮相關教育及治療日新月異，老師應定期參加相關研習，了解最新的相關教育方針和知識。這樣一來也能夠有更多機會能了解和協助網路成癮的學生。

輔導老師的策略

輔導老師對於網路成癮的認識和處理經驗通常較導師豐富。以下幾點供參考：

1. **訂定改善目標：**導師轉介後，輔導人員應與相關人員訂定具體輔導目標，其目的是希望協助沉迷者從失序的上網行為與生活狀況中，回歸秩序與平衡，輔導的目標不是根除上網行為，而是要強調合理的上網，並可以適切的安排上網及非上網時間，讓沉迷者可以回歸正常與和諧的生活。

2. **提供現實感：**輔導人員需協助沉迷者，知道自己過度使用網路的問題，覺察自己的行為失序，與現實脫節，也清楚知道自己超時上網，已經嚴重影響現實生活，讓沉迷者回歸現實感。唯有沉迷者的態度及想法有所改

變，協助者也才有機會協助網路成癮的學生去體認現實感並勇於面對困難問題，而非總是沉迷網路來逃避問題。

3. **找出成癮原因**：跟導師部分類似，輔導人員要盡可能的找出網路成癮者背後的真正原因，是什麼因素讓學生逃離現實，有可能是親子間的溝通、人際關係的困擾、或身體的病痛等，輔導人員應協助他們找到問題的核心，才能擬訂合適的介入方式。

4. **參與替代活動**：提供網路成癮的學生替代性的正向活動，活動內容要具體且可行才能營造正向經驗，才能增加成功機率。譬如放學後與同學一起打球、假日和家人一起郊遊聚會、閱讀喜歡的課外書籍等來代替上網玩遊戲，而從事替代活動時，給予他們適當鼓勵是非常重要的。

5. **增強自我管控**：逐漸減少上網時間並能正確使用網路。可以跟孩子一起討論每日作息時間，並列表及檢核執行狀況，如果做不到或未達成目標，可以檢討改進方法。

6. **轉介醫療系統**：若輔導人員發現疑似有共病存在或無法有效協助時，可以考慮轉介到醫療系統，與醫師或心理師一起合作關懷孩子改善網路成癮的問題。但如果孩子未成年，就醫需要由父母或監護人陪同。

校方行政的策略

1. **提供課程教育：**校方應利用資訊課程或社會領域課程，教導學生網路的正確觀念和使用方式，像是網路的隱私權、相關法律議題、網站分級制度或是避免網路中毒等，讓孩子能夠正確學習到使用網路的方式。

2. **定期專家演講：**定期邀請網路成癮的各界專家於校內辦理演講，對象包括了教職員、學生和家長，讓他們能夠得到充分資訊和提問機會，除了交流之外，還能讓他們隨時了解最新的相關知識和處理方法。

3. **定期員工訓練：**邀請專業人士到校辦理教師輔導研習，與定期專家演講不同的是，員工訓練的內容通常更為專業和深入，學校老師也能提出遇到的困難案子，讓講師以問答或是小組討論方式，有效增進教師對網路成癮學生的處理能力。

改善四端齊發之 3
家 屬 端

父母如果發現孩子以下狀況，需要提高警覺：

- 在電腦前的時間增加，有離不開電腦的情形。
- 玩電腦被打斷會顯得不耐煩或生氣。
- 無法上網時，感到 (或顯得) 空虛鬱悶，
- 熬夜或清晨仍在上網。
- 不樂意參加家庭活動。
- 飲食作息不正常。

這些可能都是沉迷者的徵兆，唯有早期發現，早期預防或處理，可避免問題擴大，造成需花更多的資源與時間來協助沉迷者恢復正常生活。

父母應具備網路使用之基本知識及技術，父母並不一定要是網路高手，但是必須具備基本的網路使用知識和技巧，共同和孩子討論上網的相關話題，或者是共同上網，並且了解他們常去的聊天室或電子佈告欄，這樣一來可以協助孩子愉快且安全地使用網路。

了解並接納青少年的網路使用行為，防堵不如做好準備，面對孩子上網問題，不但不能用強硬的方式來禁止，反而應該讓孩子學習自我保護的方法。如果父母一昧禁止小孩使用網路

191

或玩遊戲，孩子很有可能會去網咖或是跟朋友借手機偷偷上網或玩遊戲，等於是間接讓孩子在沒有任何監督或保護的狀態下使用網路，讓孩子暴露在更危險的風險之中。

電腦最好是全家人共用，建議父母親將電腦放置在公共空間，如客廳、公用書房或飯廳，父母親可以隨時知道孩子上網的狀況。如果大人相信孩子的自制力，想要給孩子空間尊重其隱私，切記要跟孩子溝通後約法三章，訂定網路使用規範契約，並確實執行，如：告知不可以在使用電腦時鎖門，表明父母親會有隨時進出的可能；每日使用前需完成的相關事項，確實完成後才可上網，限制每日使用時間等，如果孩子做不到，就將電腦移往公共區域。這樣的目的是要讓孩子可以自主管理及注意時間規範，也對自己負責任。

根據研究結果，導致孩子網路沉迷的關鍵因素恐怕不是網路本身，而是缺乏良好的親子關係、健康的生活習慣與正確的價值觀。家長們要培養孩子多元的興趣，引導他並幫助他們建立其它多元嗜好，除了學校課業之外，帶他們找到更好玩的事情，不論是打球、看書或聽音樂等，讓他們清楚知道，網路只是生活的興趣之一，而非唯一，才是一勞永逸的解決之道。

面對網路沉迷的孩子，家長千萬不要採取激烈的手段來處理問題，像是拔除網路線、沒收電腦主機或其它電腦設備等方式，這樣往往只會增加親子衝突，讓彼此間關上溝通的大門，家長必須比孩子更能沉得住氣，因為再多的情緒反應及激烈的手段，都無法讓孩子學會自主管理。

家長需與孩子訂定適當的使用規範，培養孩子的良好使用

習慣及時間管理能力，如使用時間長短、網站內容限制......等，都必須充分溝通達成共識，最好白紙黑字雙方簽名確認，並貼在電腦擺放區隨時提醒，面對青少年的偏好隨時改變時，相關規範都需隨時做討論及修正。

　　父母必須以身作則，面對孩子無理的要求時，必須溫柔而堅定的維持約定原則，若發現孩子有網路沉迷問題時，可善用學校親師諮詢管道請求導師或輔導教師協助，除此之外亦可尋求各級醫療院所精神科的專業醫師協助。

改善四端齊發之 4
醫 療 端

　　網路成癮治療，首先要做的是做各方面完整的評估，尤其是成癮者本身是否有罹患其他心智疾患 (如過動症、憂鬱症、社交畏懼症、思覺失調症等)。

　　目前對於網路成癮的治療，初步分成藥物治療和心理治療，但相關的研究和樣本數仍相當有限，因此需要仰賴臨床醫師的觀察、經驗和判斷力來處理。

治療時機及方向

　　網路不當使用何時需要處理？當網路的使用已造成個體學業、家庭及工作的傷害，甚至影響生活或忽略現實生活，出現對個人不健康的反應 (例如認知及價值的扭曲、說謊、吸毒等) 就需要進一步的介入治療。治療網路成癮症除了針對網路沉迷的行為，也需處理精神方面的問題。單就治療網路沉迷的行為，若症狀不嚴重仍在初期，Kimberly Young 博士有一些認知行為的治療方法，包括：

- **逆向操作法**：例如本來早上起床第一件事是收發 E-mail，然後再盥洗和吃早餐，我們可建議病人先盥洗和吃早餐再收發 E-mail，以減低對網路的依賴。
- **外來停止器**：例如利用鬧鐘或電腦定時提醒程式提醒自己該離開網路及遠離電腦。

- **設定時間或流量限制：** 例如設定一週使用網路幾小時後即不再使用，或設定每日固定的上網時段，以避免上網時間無限延長。另外如果有手機成癮的小朋友，也可以考慮減少上網的頻寬和流量，比方說把無限網路吃到飽的手機月租方案，改成每月 3GB 或 1GB 流量限制的月租方案。
- **列出優先順序：** 因為上網時間有限制，因此先列出必須透過網路處理事務的優先順序。
- **使用提示卡：** 把網路成癮所造成的問題，列出幾項寫在卡片上，戒除網路成癮的好處也寫在卡片上，然後貼在電腦旁，以便隨時提醒。
- **個人活動行動表：** 沉迷於網路的人常會忘記或取消一些日常活動，故可以建議病人寫下個人活動行程表，並標明重要性，以提醒自己不要因為上網而忽略它。網路成癮症的治療目標，主要是在協助個案了解自己網路使用的情形、探索造成網路過度使用的原因、討論如何解決目前的問題、協助個案恢復自己的能力 (問題解決、情緒控制、壓力因應及自我認同能力)、尋找新的生活方式及適應方法及建立適當的生活模式。但若網路成癮症合併精神上的疾病或多重成癮症，則需進一步尋求專業醫師或心理師的治療。

藥物治療

目前臨床上，尚沒有明確證據指出那種藥物能夠單獨根治網路成癮，但少數的部分研究指出下列的處方對於治療個案有改善的效果：

- 單獨使用藥物 escitalpopram(離憂)。
- 使用藥物 escitalpopram(離憂) 加上 naltrexone(拿淬松)。
- 同時使用藥物 citalopram（舒憂）+ quetiapine(思樂康)。
- 使用 methylphenidate(利他能) 用來治療同時有注意力不足過動症 (ADHD) 的孩童。

心理治療

一般來說，網路成癮或遊戲成癮的治療，目前以衛教和心理治療為主，其中心理治療以認知行為治療（Cognitive behavioral therapy，簡稱 CBT）為主，藉由改變個案的認知及想法，進而改變網路成癮的行為與生活型態。網路成癮或遊戲成癮的原因，往往與成癮者的家庭、學校或其他人際關係有關聯，建議治療師要審慎評估其狀況，如有必要，有時候可以建議個案與家人一同接受家族心理治療。

其它有爭議的治療方式

其它有許多的治療方式，但不是廣被科學界接受，包括電擊治療，因為此方式過於殘忍不人道又沒有足夠科學根據。另外「禁足夏令營」雖然能讓成癮者看似恢復正常脫離網路，但往往離開夏令營後沒多久，只要又接觸到有網路的世界後，又有極高的比例會故態萌發。而以上兩種收費往往動輒好幾萬元，因此仍有相當爭議性，僅供大家參考。

禁足夏令營

禁足夏令營，有時候也被稱為「數位解毒夏令營 (Digital detox camp)」，這夏令營用「短期禁絕」的方式來讓網路成癮者離開網路，目前在許多國家都有類似的團體或活動，包括中國大陸、韓國及美國等，台灣目前還沒有，在這邊我們以美國為例子。

美國的禁足夏令營創辦人菲利斯曾是新創公司老闆，工作關係讓他成為重度網路成癮患者：「我自己曾經有內出血一星期都沒發現，當時都在忙著看臉書或推特等社群媒體。」

他辭掉工作到東南亞旅行，花了兩年多戒掉癮頭，回到美國看到更多朋友淪為病友，菲利斯決定創辦勒戒營。而半島電視台 (Al Jazeera) 的記者菲爾 (Phil Lavelle)，自認是重度的網路成癮患者，也報了名。來到夏令營第一件

事是「繳械」，所有用來與人群保持聯繫的 3C 產品，全都換成最原始的「人力瀏覽器」和「紙本收件夾」，如果要寫東西請改用筆或打字機。菲爾表示：「一開始我手機被拿走，我相當焦慮，很怕無法記錄在這裡生活的點點滴滴，但後來發現其實沒那麼令人挫折，因為要是用打字機打字，每次紙卡住，我就要用手把紙拉出來，雖然手會沾到墨水，但我的思緒可以停下來幾秒鐘休息一下。」

這四天的禁足夏令營用人際互動取代虛擬社交，學習冥想和瑜珈，菲利斯認為這些活動是排毒，排的是網路成癮的毒。最後一天以無聲晚餐畫下句點。

菲爾表示：「這地方是我人生經驗最特別的，我可不是隨便說說，因為我剛來的時候恨死這裡了，現在我覺得好像換了一個人。」

四天完全「斷線」的生活，換來改頭換面的自己，代價 350 美元好像很值得，只是離開禁足夏令營後，終究還是要回歸現實生活，兩個月後的菲爾，又是位手機不離身的大忙人，畢竟現在網路無所不在，要完全離開網路實在相當困難。禁足夏令營僅能讓網路成癮者短暫「斷線」與「排毒」，離開夏令營之後的復發率仍相當高。

中國大陸也有類似禁足夏令營的網路戒癮方式，但是是似「新兵訓練營 (Boot camp)」的軍隊化管理方式進行，而在離開夏令營後，也有很高的復發率。

電擊

中國山東省臨沂市精神病醫院楊永信醫師主持的「網

路成癮戒治中心」，近年來多次遭爆料不僅收取數十萬元以上的昂貴診療費，更電擊收容的病患使其痛不欲生。許多病患痛斥療程根本慘無人道。

出院病患描述：「進來的人叫盟友，新來的盟友先進行 20 分鐘（電擊）治療，家長大多是被告知盟友腦子有問題，要治療才能清醒，因此都不會干涉。」「治療的痛苦程度無法用語言描述，不存在任何普通人的記憶裡。治療後盟友會被迫表示願意留下來。」

院方更以「相對充足療程」名義，要求家屬保證住院未滿 4 至 5 個月不得出院，每個月的診療費高達 3 萬元台幣。過程中院方還會以病患或家屬行為違規為由「加圈」，每加一圈收取更多罰金。一名病患泣訴：「我住了五個多月，花費近 10 萬元人民幣（約 50 萬元台幣）。我天天被電，那裡是人間地獄啊！」

2009 年 7 月，中國衛生部在組織專家研究後，認為電刺激療法的安全性、有效性尚不明確，國內外亦無有效的臨床研究，因此要求停止電療法來治療網路成癮。隨後臨沂市精神病醫院表示已停止相關電擊療法，但仍然在繼續收治網癮患者。根據記者調查，網癮中心並未因此受到明顯影響，楊永信醫師宣稱醫院已經停用電刺激療法來治療網路成癮病患，而是改用「低頻脈衝」。但「低頻脈衝」依然是用來製造痛苦的工具，仍是相當有爭議。

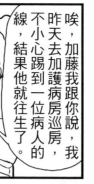

【維生管線】

（想看更多精彩漫畫，歡迎購買漫畫【醫院也瘋狂】。）

唉，加藤我跟你說，我昨天去加護病房巡房，不小心踢到一位病人的線，結果他就往生了。

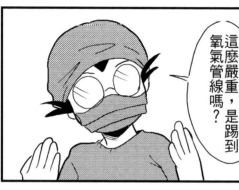

這麼嚴重，是踢到氧氣管線嗎？

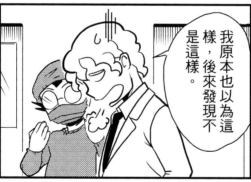

我原本也以為這樣，後來發現不是這樣。

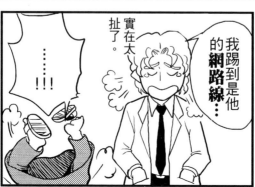

我踢到的是他的**網路線⋯**

實在太扯了。

……！！！

幾歲才開始接觸 3C?

　　針對幼兒、兒童使用 3C 產品的建議與指引，美國小兒科醫學會（American Academy of Pediatrics，簡稱 AAP）已在 2016 年發出最新統整。其中最重要的精神就是打破過去認為學齡前幼兒、尤其是兩歲以下幼兒最好不要接觸 3C 產品，改變為抱持較為開放的態度，專家學者經由研究認為，有條件的讓幼兒接觸 3C 產品是可以的。

未滿2歲

　　兩歲以下的孩子由於象徵、記憶與注意力方面不成熟，所以從傳統型數位媒體學習的效果不如從與照顧者互動的效果來的好。

　　大約 15 個月齡的幼兒要從媒體上獲得學習效果的話，最重要的因素是雙親陪同並且重複教導其內容。兩歲的孩子除了與大人對話能學習新單字以外，具互動性且能幫助孩子選擇相關答案的螢幕點觸介面也能使其學習新單字。

　　實驗室研究發現，15 個月齡的幼兒就能從觸控螢幕學習新單字，但將知識轉換應用到 3D 真實世界仍有困難。許多父母會讓嬰幼兒用視訊與親人作互動，而這仍然必須持續要有親人在旁告訴嬰幼兒他們到底看到的是什麼。結論是針對兩歲以下的

孩子使用數位媒體的效益仍是有限，孩子在使用時，大人在旁的互動度非常重要。

　　年紀一歲半以下的嬰幼兒不該接觸除了視訊以外的螢幕電子產品。AAP 放寬接受視訊是因為這也許有助於嬰幼兒與親人互動，畢竟確實有許多父母或祖父母因為距離而無法時常陪在幼兒身邊，但就像前面強調的，不是放著嬰幼兒自己去視訊，而是照顧者須全程在旁輔助互動。一歲半到兩歲的幼兒若要接觸數位媒體，父母應安排有人陪伴觀賞、協助幼兒理解他們看到了什麼。

　　結論是：

- 年紀一歲半以下的嬰幼兒不該接觸除了視訊以外的螢幕電子產品。
- 一歲半到兩歲的幼兒若要接觸數位媒體，父母應安排有人陪伴觀賞、協助幼兒理解他們看到了什麼。

2-5歲

　　2-5 歲的幼童每天必須限制接觸高品質數位媒體在一小時以內，父母應陪伴觀賞、協助幼兒理解他們看到了什麼，並且將其應用到日常生活中。這裡再度強調高品質與全程陪伴，並給出明確時間限制，每天就是一小時，不能再多了！另外由於 2 歲以上的大腦成熟度能夠有更多理解，所以父母還應該作為導引應用的角色，將孩子看數位媒體學到的內容與生活作融會，

畢竟如果不這麼做的話，不也就失去數位學習的意義了嗎？那還不如不要看！

6歲以上

　　對於 6 歲以上的孩子，使用數位媒體應有一貫性的節制時間與類型，並確保沒有影響到足夠的睡眠、體能活動以及任何對健康相關的基本作息。超過 6 歲的孩子已有很多自己的主見，因此家長應與孩子討論溝通，共同制定這個一貫性的時間限制與媒體種類。強調一貫性是因為如果沒有事先討論好，很有可能這個限制時間完全是取決於家長當天忙碌的情形與心情，例如家長剛好在忙，一回頭發現孩子已經打了三個小時電動，才趕快叫孩子住手；或是父母當天心情不佳，就不准孩子碰電腦。沒有一致性會使孩子產生鑽漏洞的心態，也減少自制力的培養。而發育期間的孩子非常需要睡眠與運動，因此再扣除掉孩子上學或學才藝的時間，實際上每天剩餘的時間也不多，父母要怎麼拿捏平日、假日或週末的規範，就需要親子間溝通的藝術了。

　　制定出「數位媒體禁止」的時間與空間。像是共用晚餐或是開車送孩子上學的時間，以及臥室內禁用等等。對孩童與青少年而言，與家人培養親密關係是很重要的，因此不要讓數位媒體入侵了這些家人互動的重要時光，所以也該與孩子討論並規範。例如手機不可帶上餐桌（數位媒體禁止空間）、睡前一小時與吃飯時不看電視等等。這對於家長可能更不易做到的是身

教，畢竟大人自己聚餐時也是手機滑個不停，但既然要培養孩子有良好的數位媒體禁絕觀念，家長就要以身作則。

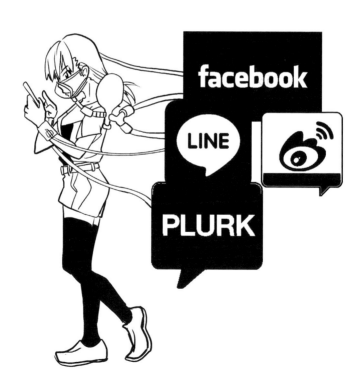

玩電玩會讓人變暴力？

這是個三不五時就會被拿出來討論的議題，尤其在 2014 年台灣的台北捷運屠殺事件，兇手鄭捷引起全國公憤，部分新聞媒體指出鄭嫌平日少與他人互動並喜歡玩遊戲「英雄聯盟」和「神魔之塔」，並暗指英雄聯盟電玩可能是造成鄭捷個性兇殘的因素。

另外回顧西元 2011 年著名的挪威殺人魔屠殺案，殺人魔布列維克 (Anders Breivik) 持槍瘋狂掃射，造成近百人傷亡的慘劇，被捕之後布列維克宣稱在執行殺人計畫前，花費了大量時間玩暴力遊戲練習，也曾引起世界廣泛討論。

究竟所謂的「暴力電玩」是否會帶給民眾身心不良的影響？本章節希望能讓大家多點了解和討論。

各國不同的研究結果

美國密蘇里大學的 Anderson 博士曾為此做了研究，發現所謂的暴力遊戲與「短期暴力」的可能有一些關聯性，但是「男性」及「原來個性較衝動」的這兩點因素關聯性更大。

另外一個研究，美國德州農工國際大學的 Ferguson 教授，

（想看更多精彩漫畫，歡迎購買漫畫【醫院也瘋狂】。）

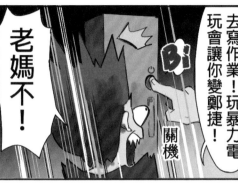

去寫作業！玩暴力電玩會讓你變鄭捷！

關機

Bi

老媽不！

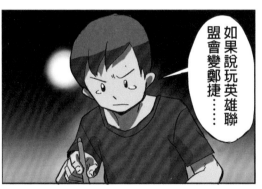

如果說玩英雄聯盟會變鄭捷⋯⋯

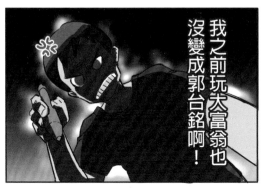

我之前玩大富翁也沒變成郭台銘啊！

曾對青少年做了三年的追蹤調查。結果指出遊戲並不會增加暴力風險，而適當的遊戲分級 (如分 R 級或 18 禁) 可以減少不良影響。

但另外一位學者 Keilah Worth 博士則持有不同看法，他的研究指出現今網路、光碟及多媒體發達，而要藉由分級制度避免接觸是「不可能的」，據統計至少 22.6% 的青少年在父母嚴加管控下仍然接觸到暴力或色情的多媒體。因此適當的給予子女衛教指導反而是更重要的事情，就如同「大禹治水」般，「疏通改善問題勝於築牆眼不見為淨」。

而俄亥俄州立大學的 Ewoldsen 博士，較贊成 Anderson 博士的研究結果，認為暴力多媒體可能會增加青少年的暴力風險。此外，亦有其他論述研究指稱，若是一昧全面封殺暴力電玩，反而減少部分正常宣洩管道，恐亦有負面影響。

綜合世界上各國研究，暴力多媒體是否會造成暴力？還是反而能夠給青少年紓壓減少負面衝動行為？結論迄今仍莫衷一是，如何明確定義哪種遊戲是「暴力電玩」也仍需要一定程度討論與共識。大部分學者仍建議青少年正值身心發展之刻，也是好奇心極度強烈及學習榜樣之時，遊戲適當的分級與衛教是必要的。再者，如果暴力電玩會間接影響暴力行為，那相關的「暴力電影」、「暴力漫畫」甚至「暴力新聞」是否也該一併接受檢視與探討？值得大家討論。

因果關係需科學驗證

醫學或科學上，事情的因果關係需要縝密的設計和方法學研究，最常使用的客觀方法就是「大規模隨機對照雙盲測試」，而最容易犯錯的就是任意用兩個因素推論因果關係，有時候甚至倒果為因。

以鄭捷事件來說，筆者身為英雄聯盟 (LOL) 的資深玩家，覺得 LOL 真是「躺著也中槍」，無端受到牽連。同樣是鄭捷喜歡的遊戲，媒體怎麼沒有說轉珠遊戲「神魔之塔」是造成行兇的原因？另外筆者每天打英雄聯盟已多年，上千場遊戲經驗，我有時候連蟑螂都不太敢殺。

如果用同樣的方式來推論，鄭捷如果每天喜歡吃飯，也很有可能推論出「吃飯會變成殺人魔」、「呼吸 60 秒會減短壽命一分鐘」等的荒謬推論，因此我們在推論任何事情的因果關係時候，需要注意且小心。

專訪遊戲玩家

聽聽遊戲高手怎麼說

　　2016 年我受邀到新竹大專院校演講網路成癮的主題，我在演講中提到我本身也是電玩遊戲 LOL 的重度沉迷玩家，引起大家哄堂大笑，演講完後有位男學生聽完演講後跑來找我，他很高興的告訴我說他是 LOL 的【大師】！

　　大師在英雄聯盟來說，是比銅牌、銀牌、金牌、白金牌和鑽石都還高的階級，可以說是 LOL 的「頂尖玩家」也不為過，甚至再打上去就是可能可以成為電競職業選手的「菁英」階級。於是我當下就決定要採訪這位厲害的學生，並且經由他的同意後，將採訪內容整理出版，希望能讓更多人知道所謂的高端玩家的心路歷程。

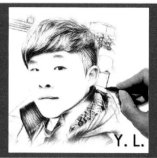

Y. L.

- 受訪玩家：有路過沒有錯過
- 職業：大專學生
- 之前英雄聯盟 (LOL)階級牌位：
  - ➤ 美國伺服器-大師 (Master)
  - ➤ 韓國伺服器-鑽石 V

問題	採訪內容
Q1	您好，英雄聯盟(LOL)的玩家等級【大師】是非常厲害的玩家階級，可以為大家介紹一下嗎？
A1	大師是比較頂尖的玩家，可以說是一種肯定，不過在這裡我個人最認為遊戲的觀念重要性大於操作技術，有好的觀念才會有好的大局判斷，沒有好的觀念，有技術也沒辦法 Show 出來，因為往往計畫趕不上變化。
Q2	你從何時開始玩電玩？哪些遊戲比較常玩？
A2	接觸電玩跟接觸電腦一樣時間，是在高一的暑假，基本上不是第一人稱的 3D 遊戲我都會玩，3D 遊戲我會頭暈不太玩。 我很喜歡玩遊戲，現在主要有在玩英雄聯盟、暴雪英霸、暗黑破壞神 3、爐石戰記、新瑪奇英雄傳、劍俠情緣 3、黎明死線、魔獸世界、DON'T STRAVGE TOGETHER 等。
Q3	家人對於電玩的態度是?
A3	家人認為電玩是妨礙自己未來人生道路的大石頭，帶著它不但累，還沒辦法走太遠。

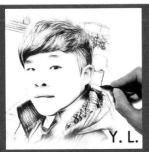

●	受訪玩家：有路過沒有錯過
●	職業：大專學生
●	之前英雄聯盟 (LOL)階級牌位：
	➢ 美國伺服器-大師 (Master)
	➢ 韓國伺服器-鑽石 V

問題	採訪內容
Q4	你打電動那麼厲害，有想要靠電競職業維生嗎?
A4	其實沒有，我一開始就是抱著單純覺得好玩有趣的想法，而且我是個跟家人理性溝通的人，所以沒有出現遊戲成癮的現象。
Q5	現在比較少玩遊戲，主要原因是？
A5	現在主要忙著大三的課業，而且其實對那些排位沒有太多渴望，吸引力不強，想著人生未來對我來說比較實際。
Q6	你有跟同班同學一起玩嗎?
A6	沒有，我很低調，我認為太高調會有一堆麻煩事情，而我討厭麻煩。
Q7	全世界三大伺服器你都有玩，你覺得台灣 LOL 玩家和美國玩家的差別?
A7	美國玩家比較會溝通，大家盡可能玩好一場遊戲，並對自己有一定要求。但是台灣玩家常常因為一些不滿而有激烈的口語爭執，讓整體狀況更差。

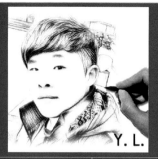

Y. L.

- 受訪玩家：有路過沒有錯過
- 職業：大專學生
- 之前英雄聯盟 (LOL)階級牌位：
  - ➤ 美國伺服器-大師 (Master)
  - ➤ 韓國伺服器-鑽石 V

問題	採訪內容
Q8	在美國伺服器玩遊戲，英文能力要很好嗎?
A8	英文能力不用太好，像上面說的，遊戲本身有些內建的溝通模式和訊號，有一定觀念就可以做到基本的溝通，而且玩久了基本的詞都會認識。
Q9	以前一天最多玩多久？
A9	以前因為高中讀夜校，曾經除了上課時間，連續玩 2-3 天。現在一天大概玩約 2 小時。
Q10	曾經用電玩來賺錢?大約賺了多少?
A10	以前接過代打，一個月穩定玩可以有三萬薪水，但一天要玩 10 小時左右。
Q11	對於一些網路遊戲成癮而休學的學生，你有什麼建議？
A11	如果是對這款遊戲深度了解並且是你的夢想，我很鼓勵這些學生去發展，不過我比較不希望看到有人只是因為單純拿遊戲來娛樂而荒廢課

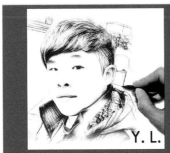

- 受訪玩家：有路過沒有錯過
- 職業：大專學生
- 之前英雄聯盟 (LOL)階級牌位：
  - ➢ 美國伺服器-大師 (Master)
  - ➢ 韓國伺服器-鑽石 V

問題	採訪內容
	業的，這樣只會讓擔心自己的人更難受，也對未來沒有助力、只有阻力。
Q12	你喜歡打 LOL 的哪一路?喜歡用的英雄角色是?
A12	我打 LOL 其實五路全部都會打，不過我認為都不算太強。沒有特別喜歡的英雄，喜歡玩男性角色。

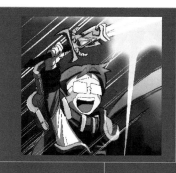

- 受訪玩家：雷亞 席維拉斯
- 職業：醫師/漫畫家(本書作者)
- 英雄聯盟 (LOL)階級牌位：
  - ➢ 台灣伺服器-白金 IV

問題	採訪內容
Q1	林醫師您好，可以為大家介紹一下白金的階級嗎？
A1	白金階級是比金牌、銀牌和銅牌高的階級，比白金高的就是鑽石、大師和精英等階級，以業餘玩家來說算是還不錯的階級。
Q2	你從何時開始玩電玩？哪些遊戲比較常玩？
A2	我跟大家一樣，其實從小就開始接觸電玩，國小就玩仙劍奇俠傳、超級瑪莉、倉庫番、三國誌、俄羅斯方塊等遊戲。
Q3	家人對於電玩的態度是？
A3	家人認為電玩是種娛樂，在不影響到生活和健康的狀況可以玩。
Q4	你現在是醫師又是作家和漫畫家，那麼忙碌怎麼還有時間玩電動？
A4	套句俗語「時間就跟乳溝一樣，擠一下就有了。」如果你真的很喜歡一件事情，你會想辦法抽空接觸它，電玩和動漫對就是我很喜歡的興趣。

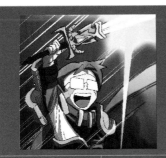

- 受訪玩家：雷亞 席維拉斯
- 職業：醫師/漫畫家(本書作者)
- 英雄聯盟 (LOL)階級牌位：
  - ➢ 台灣伺服器-白金 IV

問題	採訪內容
Q5	你除了英雄聯盟 LOL 以外還有玩那些遊戲？
A5	非~常~多！我應該玩過上百款遊戲，比較沉迷的就是天堂、魔獸世界、世紀帝國和現在的英雄聯盟。
Q6	最誇張玩遊戲玩到什麼樣的程度？
A6	我大學時候曾經跟好朋友 LD 一起「接力」玩同一個魔獸世界 WOW 帳號加起來的時間超過 24 小時，我們輪流休息睡覺。
Q7	據說你 LOL 也是銅牌五開始慢慢打，最後越打越強打到目前的白金，你怎麼變強的？
A7	一開始先熟悉英雄技能，你可以上網看看英雄的攻略或是實況來了解高端遊戲玩家是如何玩這英雄角色。之後你要學習的是吃兵賺錢，盡量不要漏兵導致沒賺到金錢。第三階段是要看大局關，你不僅在你那一路要佔上風，還要隨時觀察其他隊友和大局的狀況，比方說要預測對方打野 (Jungle，簡稱 JG) 玩家的動向或是小龍的狀況。

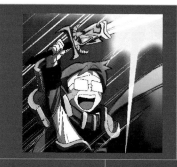

- 受訪玩家：雷亞 席維拉斯
- 職業：醫師/漫畫家(本書作者)
- 英雄聯盟 (LOL)階級牌位：
  ➢ 台灣伺服器-白金 IV

問題	採訪內容
Q8	你對於電玩遊戲的看法？
A8	其實電玩遊戲就是種嗜好，跟很多人看電影、打麻將或是爬山類似，但由於它的可近性和親近性高，所以較容易成癮。但事實上遊戲也是人生調味的一部分，我希望大家能用正向的眼光來看待。
Q9	國際知名的電玩公司「雷亞遊戲」跟你的關係？
A9	我時常被遊戲界的朋友誤會，以為我是雷亞遊戲的大老闆，甚至有朋友第一次見面還對我敬禮，但事實上我跟雷亞遊戲一丁點關係都沒有！只是剛好同名！
Q10	聽說你之後也有機會自己做遊戲？
A10	我覺得一個好的遊戲可以寓教於樂，而且可以深入基層和民眾之中，我希望自己的漫畫作品「醫院也瘋狂」未來能做成寓教於樂的遊戲，衛教大家正確的健康知識。

問題	採訪內容

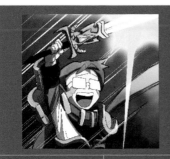

- 受訪玩家：雷亞 席維拉斯
- 職業：醫師/漫畫家(本書作者)
- 英雄聯盟 (LOL)階級牌位：
  - ➢ 台灣伺服器-白金 IV

問題	採訪內容
Q11	對於一些網路遊戲成癮的民眾，你有什麼建議？
A11	大家打電動都希望能成為很厲害的玩家，而人生也如遊戲，如果你能同時把遊戲和人生過得很精采，那才是真正厲害的高端玩家。而我本身可以當醫師、漫畫家、作家和遊戲者，我想大家只要努力，一定可以取得一個合適的平衡點。
Q12	你喜歡打 LOL 的哪一路？喜歡用的英雄是？
A12	我專職上路，其次是中路。主要擅長的英雄就是大家都覺得很爛又腦殘的坦克英雄蓋倫。我覺得能把一隻大家不看好的英雄玩到很厲害讓我很有成就感，我目前英雄也是專精等級最高。

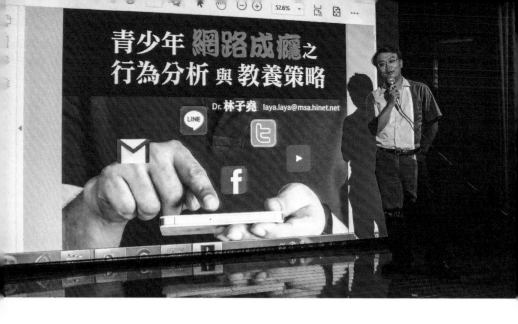

– 感謝閱讀，最後勉勵大家 –

把網路當工具，不要被網路當玩具。
Use internet as a tool, not to be a fool.

【正確用電腦坐姿】

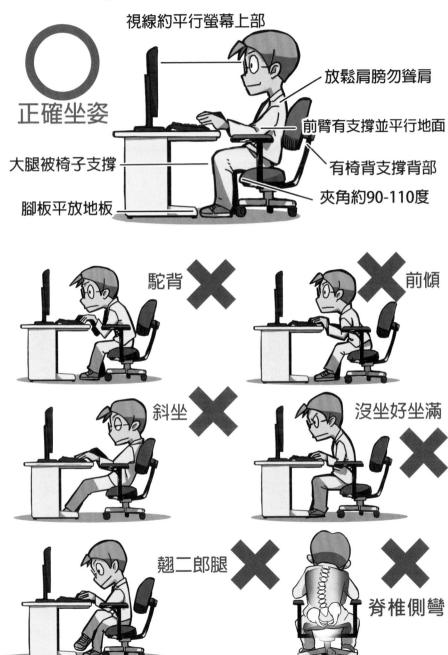

視線約平行螢幕上部

正確坐姿

放鬆肩膀勿聳肩

前臂有支撐並平行地面

大腿被椅子支撐

有椅背支撐背部

腳板平放地板

夾角約90-110度

駝背 ✗

前傾 ✗

斜坐 ✗

沒坐好坐滿 ✗

翹二郎腿 ✗

脊椎側彎 ✗

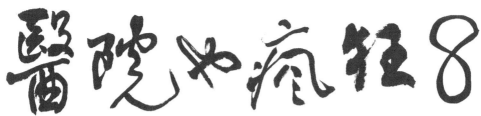

台灣原創醫院系列漫畫　榮獲「金漫獎」首獎

醫院也瘋狂 8

雷亞+兩元

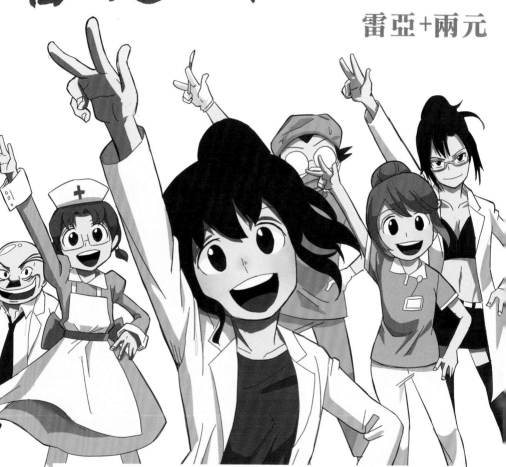

台灣原創醫院漫畫【醫院也瘋狂】1-8 集，榮獲各大獎項肯定，讓你開懷大笑之餘也能學習正確醫學知識。

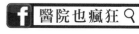

醫院也瘋狂

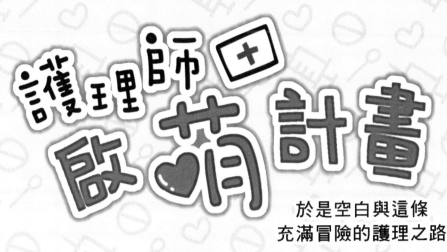

護理師 ✚ 啟♥萌計畫

於是空白與這條
充滿冒險的護理之路

作者 於是空白

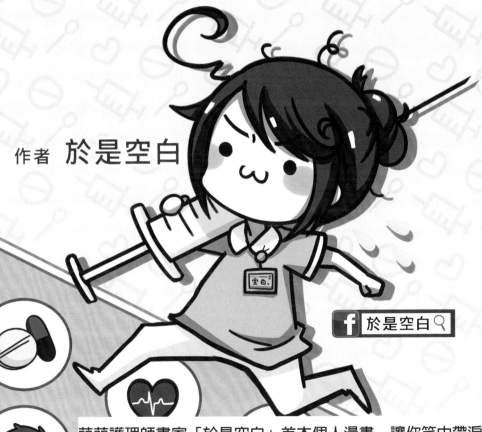

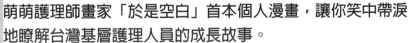

f 於是空白 🔍

萌萌護理師畫家「於是空白」首本個人漫畫,讓你笑中帶淚
地瞭解台灣基層護理人員的成長故事。

【好書推薦】

《向菸酒毒說 NO!》

林子堯、曾驛翔 醫師著

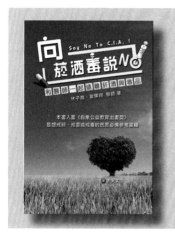

　　隨著社會變遷，人們的生活壓力與日俱增，部分民眾會藉由抽菸或喝酒來麻痺自己或希望能改善心情，甚至有些人會被他人慫恿而吸毒，但往往因此「上癮」而遺憾終身。本書由兩位醫師花費兩年撰寫，內容淺顯易懂，搭配趣味漫畫插圖，使讀者容易理解。此書適合社會各階層人士閱讀，能獲取正確知識，也對他人有所幫助。

定價：250 元

《不要按紅色按鈕！醫師教你透視人性盲點》

林子堯醫師（雷亞）著

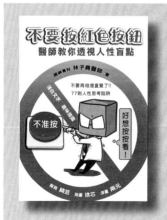

　　本書由精神專科林子堯醫師結合精神醫學、人類心理學、消費心理學和行為學，撰寫而成的趣味科普衛教書籍。

　　有趣人性現象，搭配淺白文字、生動故事和趣味插圖，讓 77 則全彩內容深入淺出，容易吸收學習。閱讀過本書將會讓您對人性盲點有更多瞭解，進而改善人生。

定價：350 元

購買書籍可至誠品、金石堂、博客來或白象文化購買
如大量訂購（超過 10 本）可與 laya.laya@msa.hinet.net 聯絡

【好書推薦】

《 不焦不慮好自在：和醫師一起改善焦慮症 》

林子堯、王志嘉、曾驛翔、亮亮 等醫師著

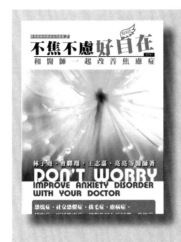

焦慮疾患是常見的心智疾病，但由於不了解或偏見，讓許多人常羞於就醫或甚至不知道自己得病，導致生活品質因此受到嚴重影響。林醫師以一年多的時間撰寫這本書籍。本書以醫師專業的角度，來介紹各種焦慮相關疾患（如強迫症、恐慌症、社交恐懼症、特定恐懼症、廣泛型焦慮症、創傷後壓力症候群等），內容深入淺出，希望能讓民眾有更多認識。

定價：280 元

《 你不可不知的安眠鎮定藥物 》

林子堯 醫師著

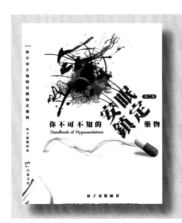

安眠鎮定藥物是醫學上常見的藥物之一，但鮮少有完整的中文衛教書籍來講解。林醫師將醫學知識與行醫經驗融合，撰寫而成的這本衛教書籍，希望能藉由深入淺出的文字說明，讓民眾能更了解安眠鎮定藥物，並正確而小心的使用。

定價：250 元

《網開醫面》

網路成癮、遊戲成癮、手機成癮必讀書籍

作者：林子堯醫師 (雷亞)、謝詠基醫師

圖畫：徐芯 (插圖)、兩元 (漫畫)、艾利 (扉頁)

編校：小殘、林組明、豆豆

出版：大笑文化有限公司

E-Mail：laya.laya@msa.hienet.net

經銷：白象文化事業有限公司 經銷部

地址：401 台中市東區和平街 228 巷 44 號

電話：(04)22208589

初版一刷：2017 年 05 月

二刷：2018 年 08 月

定價：新台幣 300 元

ISBN：9789869410847

網開醫面 ： 網路成癮、遊戲成癮、手機成癮必讀書籍 /
林子堯, 謝詠基著 . - 初版 . - 桃園市 ： 大笑文化,
2017.05
(PSY 精神醫學系列叢書)
1. 精神醫學 2. 網路使用行為 3. 網路沈迷
415.95